宝宝红胎记

妈妈这样做

名誉主编 马 琳 徐子刚

主 编 张 斌 高 琳

副主编 宋 璞 徐 哲

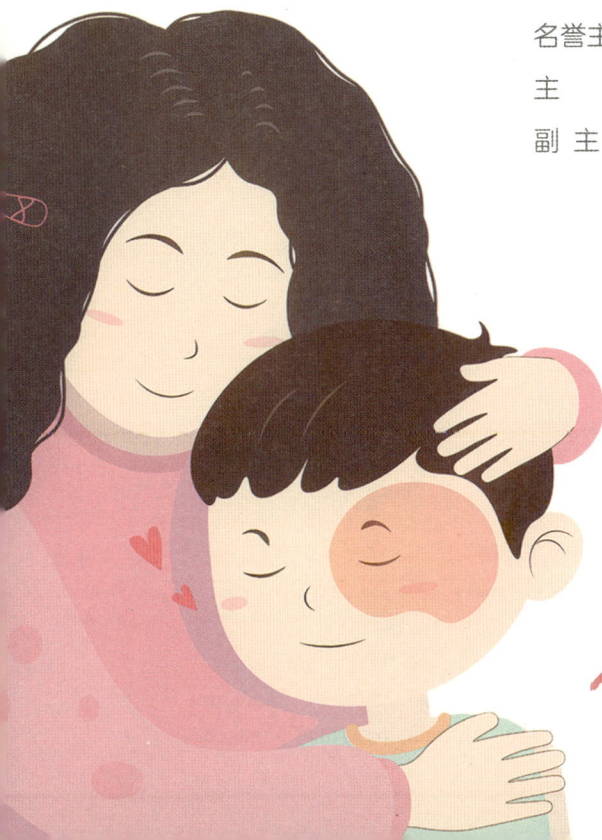

人民卫生出版社
·北京·

图书在版编目（CIP）数据

宝宝红胎记 妈妈这样做 / 张斌，高琳主编.
北京：人民卫生出版社，2024.11. -- ISBN 978-7-117-
37266-4

Ⅰ．R758.5

中国国家版本馆 CIP 数据核字第 2024P46925 号

人卫智网	www.ipmph.com	医学教育、学术、考试、健康，购书智慧智能综合服务平台
人卫官网	www.pmph.com	人卫官方资讯发布平台

宝宝红胎记 妈妈这样做
Baobao Hongtaiji　Mama Zheyang Zuo

主　　编：张　斌　高　琳
出版发行：人民卫生出版社（中继线 010-59780011）
地　　址：北京市朝阳区潘家园南里 19 号
邮　　编：100021
E - mail：pmph @ pmph.com
购书热线：010-59787592　010-59787584　010-65264830
印　　刷：北京盛通印刷股份有限公司
经　　销：新华书店
开　　本：889×1194　1/32　印张：3.5
字　　数：67 千字
版　　次：2024 年 11 月第 1 版
印　　次：2025 年 1 月第 1 次印刷
标准书号：ISBN 978-7-117-37266-4
定　　价：45.00 元
打击盗版举报电话：010-59787491　E-mail：WQ @ pmph.com
质量问题联系电话：010-59787234　E-mail：zhiliang @ pmph.com
数字融合服务电话：4001118166　E-mail：zengzhi @ pmph.com

编者

序

　　胎记，是人们对婴儿出生时皮肤上就带有的不同颜色印记的一种俗称，它们形状各异、颜色多样、对健康的影响不同。对于"红胎记"，民间曾有传言是福气和好运的象征，也有人认为所有红色胎记都是一种在孩子长大后即可自然消退的胎记，导致部分家长对于"红胎记"没有做到正确认识和及时干预，影响了孩子的外貌、心理甚至健康。

　　随着《健康中国行动（2019—2030 年）》的深入推进，皮肤健康知识普及逐步实现从"以治病为中心"向"以人民健康为中心"转变，以期达到全面提高公众皮肤健康意识和基层医疗服务能力的目标。由张斌教授、高琳教授等共同编写，人民卫生出版社出版的《宝宝红胎记 妈妈这样做》就是这样一本针对红胎记的科普读物。本书的编者均是来自国内知名医院具有丰富血管性疾病诊疗经验的一线医生。他们集合在一起，经过前期反复调研和讨论，筛选出 100 个医生和患儿家长关心的红胎记问题，凭借多年的临床经验和学术积累，采用问答形式用心地编写完成了这本内容全面、内涵丰富的科普读物，详细介绍了红胎记的分类、病因、诊断和治疗等方面的知识，并兼顾了内容的可读性和趣味性，将复杂的医学知识变得简单易懂，让患儿家长、相关医护人员快速了解这一疾病的基本情况。同时，本书特别强调了早期诊断和治疗的重要性，展示了正确诊断和及时治疗对于改善患儿预后的积极影响。

衷心希望大家能够喜欢这本极具价值的科普读物，它将为读者提供便捷、深入了解红胎记的机会。相信这本书不仅能够增加读者对红胎记的认识和理解，更能够为患儿和家长提供有力的支持和帮助。

中华医学会皮肤性病学分会 主任委员 高兴华
中国医师协会皮肤科医师分会 会长 王 刚
2024 年 9 月

前言

在医学领域，面对诸如红胎记这类复杂且易被误解的皮肤疾病，患儿与家长往往承受着显著的认知负担和心理压力。鉴于红胎记在儿科患者中具有较高的发病率，且其背后的病理机制可能涵盖血管瘤、血管畸形乃至更为广泛的血管畸形相关综合征，精准的诊断与适时的干预措施至关重要。未能得到科学、规范管理的红胎记，不仅影响患儿重要器官功能，甚至会威胁其生命安全。临床经验显示，即便是专业医师，对于红胎记相关疾病的认知亦存在混淆，这凸显了提升疾病认知水平与诊疗规范的紧迫性。

鉴于此，本书旨在通过提供权威、易理解的科普内容，助力血管性疾病临床诊疗规范的形成，提升医护人员的专业技能，同时为患儿家庭提供宝贵的疾病知识与心理支持。我们精心挑选了源自临床实践与网络调查的 100 个代表性问题，配以直观的图表，结合前沿科研成果与临床实践经验，力求通过科学、通俗的语言，为读者呈现全面、具有代表性的信息。

本书的受众不仅限于红胎记患儿及其家庭成员，也适用于皮肤科、儿科、产科、儿童保健科等多学科医护人员，旨在促进跨领域的交流与合作，提升儿童血管性疾病的整体诊疗水平。

我们深感荣幸，能够汇聚国内血管性疾病领域的顶尖专家，共同致力于本书的编撰工作。在此，衷心感谢高兴华教授、王刚教授、马琳教授、徐子刚教授以及宋璞副教授、徐哲副教授、何瑞博士等专家的学术指导与辛勤付出，他们的专业知识与无私奉献为本书增添了宝贵的学术价值。

我们诚挚邀请每一位读者参与这场知识的探索之旅，共同学习、理解红胎记背后的医学奥秘，为患儿与家庭带来希望与力量。我们期待，通过本书的分享，能够激发更广泛的医学知识普及，让每一个"天使之吻"宝宝都能在正确的诊断与治疗中，重获健康与快乐。对于本书中的任何不足之处，恳请读者批评指正，以期不断完善与进步。

愿本书成为您探索红胎记知识的良伴，愿每一位读者在阅读中收获知识与希望。我们期待您的反馈，愿与您共同促进医学知识的普及与深化，为提升患者的生活质量作出贡献。感谢国家重点研发计划"基于光电免疫调控效应的常见慢性皮肤病临床试验研究和应用"项目（2023YFC2508200）对本书出版的支持！

祝您阅读愉快！

所有过往，成就我们，所有过往，皆成序章。本书既是集大成者，更是儿童医学的锦里繁花。

张斌　高琳
2024 年 9 月

目录

宝宝红胎记
鲜红斑痣

鲜红斑痣临床表现

妈妈这样做
治疗方法

鲜红斑痣的激光治疗

鲜红斑痣的光动力治疗

了解
鲜红斑痣

鲜红斑痣
临床
表现

宝宝红胎记
鲜红斑痣

▓ 了解鲜红斑痣

1. 胎记分为哪几类

胎记是人们对胎儿出生时身上印记的习惯性统称，本质上是皮肤在胚胎发育时出现异常增生、功能缺失或异常，在皮肤表面表现为形状、结构、质地和颜色的异常。胎记可以在出生时被发现，也可能在出生几个月后甚至成年后才慢慢出现。

胎记的形状不一、大小不等，颜色深浅也各有差异，可呈黄色、棕色、棕褐色、青色、黑色、白色、红色或紫色，所以会有红胎记、黑胎记、白胎记等。

常见的广义上的红胎记包括鲑鱼斑、鲜红斑痣、婴幼儿血管瘤、先天性血管瘤等，多为血管发育畸形或血管内皮细胞异常增生所致。黑胎记包括蒙古斑、咖啡斑、太田痣、色素痣等，多为黑素细胞异常增生或黑素异常增多所致。白胎记包括无色素痣、贫血痣等，可因色素减少或色素细胞功能异常所致，也可因血管异常收缩或其他皮肤结构局部异常分布所致。

2. 常见的红胎记有哪些

常见的红胎记主要包括鲑鱼斑、鲜红斑痣、婴幼儿血管瘤、先天性血管瘤等。这些红胎记都是由血管异常所致，皮肤局部血管发育畸形（血管增粗、增多）或者血管肿瘤（血管内皮细胞异常增殖），都会引起局部皮肤颜色发红，形成肉眼可见的红胎记。比如，鲑鱼斑和鲜红斑痣属于血管畸形，婴儿血管瘤和先天性血管瘤属于血管肿瘤，需要专业皮肤科医生协助诊断，必要时采取措施给予治疗。

3. 什么是鲜红斑痣

鲜红斑痣又名"葡萄酒色斑（port-wine stains，PWS）"，是常见的红胎记之一。这种红胎记本质上是一种先天性毛细血管畸形，一般在孩子出生时就可以看到，表现为边缘清晰、形态不规则的粉色、红色或紫红色的斑片，压之可以部分褪色，大多为单侧分布，亦可双侧分布或泛发分布。

鲜红斑痣可以出现在身体任何部位，最常位于面颈部。面部的鲜红斑痣常分布于三叉神经支配的皮肤区域（三叉神经三个分支：V1 区为眼支，V2 区为上颌支，V3 区为下颌支），不能自行消退，并且会随着孩子的成长而成比例扩大。

如不治疗，鲜红斑痣会随着年龄的增长，出现局部皮肤增厚、颜色加深甚至结节样增生。鲜红斑痣可以作为独立的疾病出现，也可以合并其他组织或系统受累（比如淋巴管、眼睛、神经系统、骨骼等），成为相关综合征的临床表现之一。

划重点

鲜红斑痣是一种先天性毛细血管畸形，是皮肤里面的血管出现了异常增生。鲜红斑痣在面颈部常见，表现为粉色、红色或紫红色，边缘清晰、形态不规则的斑片，几乎不能自然消退，早期积极治疗效果好。某些情况下，还需要排除系统性综合征的可能性。

眼支
前额、眼部、鼻腔上部和鼻梁部皮肤————

上颌支
鼻腔下部、上唇、上牙槽和颊部皮肤————

下颌支
下唇、下牙槽、下颌和耳前皮肤————

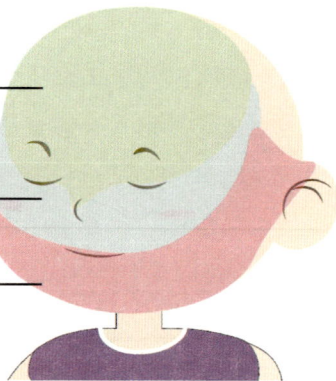

三叉神经支配的皮肤区域（包括眼支、上颌支和下颌支）

4. 鲜红斑痣的发病率高吗

流行病学调查研究显示，新生儿出现鲜红斑痣的概率为 0.3%～0.5%，并且没有显著的性别差异。

有人可能会觉得患有红胎记的孩子要比这个概率高得多，这是因为还有一个更常见的红胎记——单纯痣或焰色痣，它还有一些好听的名字，如鲑鱼斑（因其颜色类似于三文鱼的颜色）、天使之吻（出现在额部）或者鹤吻痕（出现在颈后部），可见于 40%～60% 的新生儿。所以，我们平时见到更多的可能是这种红胎记，真正的鲜红斑痣发病率并不是特别高。

关于两种红胎记的区别，下文会给大家详细介绍。

5. 鲜红斑痣是血管瘤吗

鲜红斑痣不是血管瘤，而是一种毛细血管畸形。血管瘤的本质是血管内皮细胞的异常增殖，而鲜红斑痣的本质是血管数量的异常增多和血管管腔的畸形扩张。

鲜红斑痣表现为"压之部分或完全褪色（手指按压后颜色变淡或不明显，松开手指后颜色又恢复）的淡红、暗红色或紫红色斑片"，一般不突出皮面（可用手指触摸皮肤是否平坦），表面平滑，形状多样，边界清楚。可位于全身任何部位，好发于面部、颈部和头皮，通常呈单侧或节段性分布，一般不越过中线；一般没有瘙痒或者疼痛等不适感。

鲜红斑痣与血管瘤的区别是，大部分血管瘤不进行干预治疗是可以缓慢消退的，鲜红斑痣不但不会随时间消退，甚至有些皮损会在成年后变得更厚、颜色更深，并且伴有结节等，影响孩子容貌及生活质量。

6. 什么是婴儿血管瘤

婴儿血管瘤是儿童常见的皮肤良性肿瘤。新生儿发病率为 4%～5%，女婴更常见，尤其是早产儿。一般于生后数日至数周内发现，有明确的增殖和消退过程。增殖期为 0～1 岁内，一般在 1～2 岁之后消退或部分消退，90% 的患儿在 4 岁时瘤体完全消退。

根据血管瘤在皮肤内的深度不同，可分为浅表性、深在性和混合性三类，一般瘤体累及越深，消退时间越长。血管瘤的最初表现为充血性、擦伤样或毛细血管扩张斑片，其周边有时可绕以晕状发白区。浅表性血管瘤表现为隆起的红色斑块，表面颗粒状凸起，类似草莓状，又称"草莓状血管瘤"；深在性血管瘤表现为青紫色或无颜色变化的皮肤（或皮下）肿块。除皮肤外，黏膜、深部软组织、肌肉及内脏

（如肝脏）等也有可能发生。

大多数婴儿血管瘤对孩子身体不会造成伤害，少数可影响所在或邻近器官的功能（如进食、呼吸、排尿、排便、视力、听力发育等）及美观，极少数甚至可能危及生命，应积极采用临床治疗进行干预。

7. 哪些婴儿血管瘤需要警惕相关综合征

如果孩子出现节段性血管瘤，即血管瘤在特定的皮肤区域呈线性和/或地图状分布，需要警惕以下综合征。

1. PHACE 综合征　一种神经血管综合征，其定义为存在节段性大血管瘤（常位于面部或头部），同时伴发至少一种先天性畸形（最常为脑部结构异常或脑血管畸形）。PHACE 综合征的标志性特征是位于面部的节段性大血管瘤，可能累及一个到多个面部皮区。PHACE 综合征的定义是由五个疾病首字母组合而成，其中 P 代表后颅窝畸形（posterior fossa defects）；H 代表血管瘤（hemangiomas）；A 代表动脉异常（arterial anomalies）；C 代表心脏畸形和主动脉缩窄（cardiac defects and coarctation of aorta）；E 代表眼异常（eye anomalies）。此类疾病涉及皮肤科、整形外科、神经外科、眼科、心脏科等多个学科，需要协作诊断和治疗。

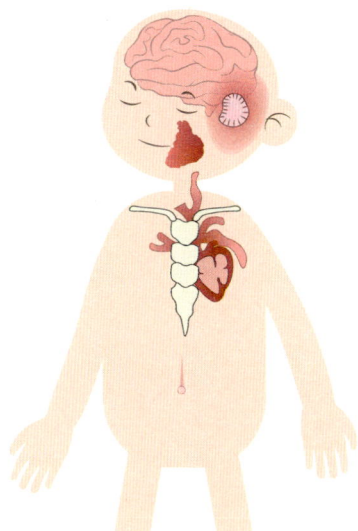

PHACE 综合征常见受累部位示意图

2. LUMBAR 综合征 如果血管瘤分布位于腰椎或骶椎，可能合并脊髓病，以及脊柱骨、泌尿生殖系、肛门直肠等异常。其名称定义同样由六个疾病首字母组成，其中 L 代表下半身血管瘤和其他皮肤缺损（lower-body hemangioma and other cutaneous defects）；U 代表泌尿生殖系统畸形（urogenital anomalies）、溃疡形成（ulceration）；M 代表脊髓病（myelopathy）；B 代表骨骼畸形（bony deformities）；A 代表肛门直肠畸形（anorectal malformations）、动脉异常（arterial anomalies）；R 代表肾脏异常（renal anomalies）。此种疾病同样需要皮肤科、泌尿外科、神经外科、普外科等多学科协作诊治。

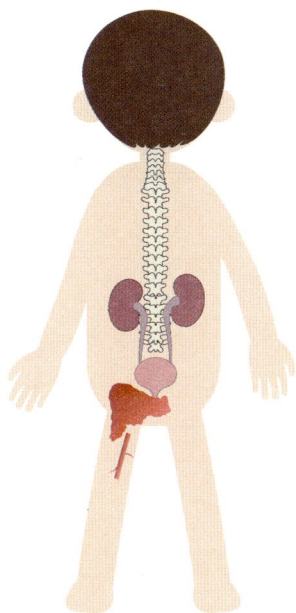

LUMBAR 综合征常见受累部位示意图

8. 婴儿血管瘤可以消退，还需要治疗吗

  如果婴儿血管瘤的皮损面积小，不影响容貌和日常生活，可暂时不用治疗，等待自行消退。研究表明，约90%的患儿在4岁左右瘤体可基本消退。需要注意的是，部分皮损消退后可能遗留色素沉着、色素减退，以及皮肤松弛等问题。为了避免皮损消退后影响容貌，即便对于面积较小的婴

儿血管瘤，也建议经专业儿童皮肤科医生评估后酌情制订治疗方案。

除此之外，还有少数血管瘤生长迅速，并且会继发溃疡和感染，很容易导致器官功能障碍，甚至危及生命。遇到以下情况时，需要积极就诊。

1. 血管瘤出现在某些腔口部位，如眼睑、口唇、耳道、舌部、咽部、外阴、肛周等。这些部位的血管瘤可持续增殖，进一步影响孩子的视力和听力发育、进食、说话、吞咽、排尿、排便等。

2. 节段分布的血管瘤，如位于面部、头皮、颈部、腰骶部，需要系统评估，排除 PHACE 综合征、LUMBAR 综合征等。

3. 生长在胡须部位的血管瘤，如伴有进行性声音嘶哑或喘鸣（伴随呼吸发出类似鸡鸣的声音），需要考虑气道血管瘤的可能性。

4. 生长在容易受到摩擦引起溃烂部位的血管瘤，如手足、尿布区、颈部、腋下等，需要家长留意皮损的变化，轻柔护理，避免破溃或继发感染。

5. 皮肤出现多处血管瘤（≥6 处），需要警惕肝脏等脏器受累及甲状腺功能的异常。

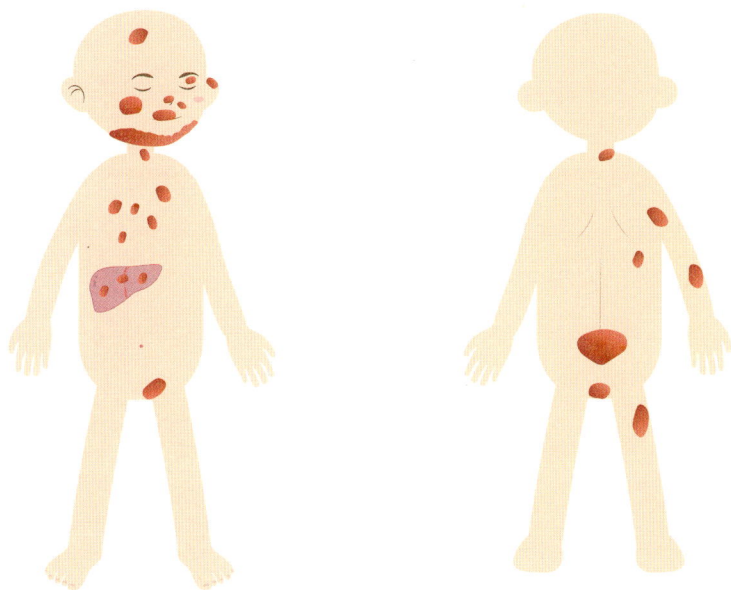

当婴儿血管瘤位于这些部位时，需要带患儿到医院进行评估及治疗

9. 目前婴儿血管瘤的治疗方法有哪些

目前婴儿血管瘤的治疗方法有局部外用药物治疗、系统口服药物治疗、激光治疗、硬化剂注射、介入栓塞、手术切除等。应根据患儿的病情选择最优方案。

1. 局部治疗 适用于面积相对较小的浅表性血管瘤，包括外用 β 受体阻滞剂（如马来酸噻吗洛尔凝胶）、外用或注射糖皮质激素等。

2. 口服盐酸普萘洛尔　适用于有瘢痕形成或毁容风险的血管瘤（如面积较大、节段性分布的血管瘤），危及生命的血管瘤（如气道血管瘤），可能影响功能的血管瘤（如生长在眼周、口周、耳部、会阴等部位的血管瘤），以及局部治疗无效的血管瘤伴发溃疡。

3. 系统使用糖皮质激素　适用于某些重症病例，出现 β 受体阻滞剂应用禁忌时。

4. 脉冲染料激光　适用于瘤体较小、较薄且处于增生期的浅表性血管瘤的治疗；血管瘤表面伴发浅表溃疡的治疗；瘤体消退后的红斑和毛细血管扩张的治疗。

5. 手术切除　适用于瘤体病灶已消退，但残余瘢痕或皮肤松弛影响美观；带蒂的皮肤血管瘤；以及出现重度溃疡且内科治疗效果不佳的，也可以考虑外科手术切除。

6. 其他治疗　外用 5% 咪喹莫特乳膏；局部硬化剂注射（糖皮质激素、博来霉素、平阳霉素及其他抗肿瘤药物等）。

10. 鲑鱼斑是鲜红斑痣吗

鲑鱼斑并不是鲜红斑痣，大多可以自然消退。有些孩子出生就有红胎记，这类局限性红斑也属于毛细血管畸形，外观和鲜红斑痣很像。和鲜红斑痣不同的是，这类红斑边缘多不清晰，多见于面中部，如前额、眉间、鼻尖和人中，眼睑和枕部也是好发部位。这类红斑常被称为单纯痣或焰色痣，俗称"鲑鱼斑""天使之吻（生长在额部）""鹤吻痕（生长在颈后部）"，发生率很高。

这类红斑的特点是在孩子哭闹或情绪激动时，颜色加深，安静时颜色部分或完全减退，多在 3～5 岁时自然消退。部分鲑鱼斑可以持续到成年，暂不用积极治疗。

划重点　鲑鱼斑和鲜红斑痣的临床表现和分布模式是有差别的，最大的区别在于大部分鲑鱼斑能自行消退，而鲜红斑痣是不能自行消退的，需要给予临床治疗。

11. 鲑鱼斑会自行消退吗

大部分鲑鱼斑是可以自然消退的，但与生长部位有一定关系。

可以消退的鲑鱼斑多见于面中部，如前额、眉间、眼睑、鼻尖、人中和唇部。由于这类红斑并不影响健康，又能逐渐消退，可暂不治疗。多数鲑鱼斑可在 3～5 岁时逐渐消退，长时间不消退或伴有夜惊、癫痫发作的患儿，需要进一步就诊排除其他少见情况。

鲑鱼斑处皮肤血供丰富，容易出现湿疹样表现，如红斑加重、脱屑、瘙痒等症状。如果出现上述症状，应局部涂抹糖皮质激素等药物（如糠酸莫米松乳膏、丁酸氢化可的松乳膏等），避免症状进一步加重。

12. 鲜红斑痣是由什么原因引起的

鲜红斑痣属于毛细血管畸形，发病原因目前尚不明确。

皮肤中的毛细血管位于真皮层，主要连接动脉和静脉，是血液与周围组织和细胞进行营养交换的场所。正常毛细血管呈网状结构，管腔较细处仅能通过一个红细胞，可以维持皮肤正常红润的颜色。当毛细血管发生异常增生、扩张或者畸形，其中能够同时通过的红细胞增多，导致皮肤出现持久性的红斑。

已有研究发现，部分鲜红斑痣的发生可能与局部细胞的基因突变有关。已经发现的突变基因包括 *GNAQ*、*GNA11*、*RASA1* 等。这些基因的偶然性突变可导致局部血管细胞不受控制地生长、血流不受神经控制、血管异常增生和扩张，从而最终导致毛细血管畸形的发生。由于该类基因突变仅发生于体细胞而非生殖细胞（除非突变嵌合在生殖细胞中），所以鲜红斑痣一般不通过遗传的方式患病。

13. 鲜红斑痣都是先天性的吗

几乎所有的鲜红斑痣均在孩子出生时被发现，不会随着年龄增长而消退，反而会随着身体生长而成比例扩大，一般持续终身。

出生时，鲜红斑痣表现为局部按压后部分褪色或完全褪色的粉红色斑片，呈单侧或节段性分布，多数不越过中线。皮损平坦，没有疼痛瘙痒等不适，并且与周围皮肤温度相同。未经治疗的皮损，可能在成年后变得更厚、颜色变得更深（葡萄酒色），同时呈现结节状增生。

与之不同的是，婴儿血管瘤在出生时可能没有表现，或者表现为擦伤样红斑，在1岁以内出现快速增殖，1岁之后开始逐渐呈现自发消退迹象。

14. 鲜红斑痣和妈妈怀孕期间的生活行为有关系吗

目前，没有明确证据表明鲜红斑痣和妈妈怀孕期间的生活行为有直接关系。鲜红斑痣的发生主要与胚胎发育过程中某些体细胞基因的突变相关，这些基因突变往往有一定偶然因素，没有明确的方法进行干预。其发生与妈妈怀孕期间感冒发热、饮食变化、磕碰损伤等均没有明确相关性，妈妈无须为此自责。

虽然已有研究证实，某些鲜红斑痣与一些确定的基因突变有关（如 *GNAQ*），但由于该类突变多为体细胞突变，难以从母体的血液、羊水或者胎儿血液中检测出来，因此现阶段还没有针对鲜红斑痣的产前诊断方法，确定胎儿是否患有鲜红斑痣。

15. 鲜红斑痣会遗传吗

绝大多数鲜红斑痣不会遗传。

从遗传学角度，可以将人体细胞分为体细胞和生殖细胞两种类型。由于两者均从受精卵发育而来，因此理论上体细胞和生殖细胞的基因应该是完全相同的。由于部分体细胞的基因发生了突变，和其他正常体细胞和生殖细胞不一致，因此出现了患处皮肤改变。这种基因突变绝大多数情况下不会影响生殖细胞，如果父母双方均没有鲜红斑痣，即使生育的第一个孩子患有鲜红斑痣，之后再生育孩子患鲜红斑痣的概率也并不会显著增加。

当然，有一些表现为鲜红斑痣的血管畸形相关综合征，如毛细血管畸形 – 动静脉畸形、遗传性出血性毛细血管扩张症等，属于种系突变，有一定的家族遗传性。因此，当家族中有类似的红斑表现时，建议及时就医。

16. 鲜红斑痣对孩子健康有没有影响

对于皮肤改变本身而言，随着孩子年龄的增长，鲜红斑痣颜色会逐渐加深，患处皮肤也可能逐渐增厚，后期可能出现血管纤维瘤等结节样损害。此外，由于局部血流较为丰富，患处可能出现湿疹，并伴发瘙痒等不适症状。

对于患处部位而言，由于某些鲜红斑痣相关综合征导致畸形血管累及的位置较深，有可能使该部位的骨骼和肌肉发育异常，从而出现肢体膨大增粗、骨骼或牙齿发育过度、面部骨骼或肢体发育不对称等情况，对未来生活可能造成一定影响。

对于其他脏器而言，发生在眼周的鲜红斑痣，可能伴有颅内血管的结构异常及眼异常，甚至出现癫痫或影响视力。其他一些伴有鲜红斑痣的相关综合征也可能出现内脏血管异常等其他畸形。

家长一旦发现孩子皮肤出现鲜红斑痣，一定不要忽视，需要进行相应的医学评估，尽早治疗，可以在最大程度上减少该类红胎记对孩子的影响。

鲜红斑痣临床表现

1. 为什么不同孩子鲜红斑痣的颜色深浅不一样

目前，根据皮损的颜色和厚度，临床上将鲜红斑痣分为粉红型、紫红型和增厚型。

1. **粉红型表现** 病变区平坦，呈浅粉红至红色，按压后完全褪色。

2. **紫红型表现** 病变区平坦，呈浅紫红至深紫红，按压后褪色至不完全褪色。

3. **增厚型表现** 病变区增厚或有结节样增生，按压后不完全褪色至不褪色。

颜色和厚度的不同主要是由于病灶组织在不同时期的病理变化造成的。

一些家长观察到新生儿出生后红斑会逐渐变淡，故认为鲜红斑痣可以自然消退。其实不然，在孩子出生时，由于扩张的毛细血管内血红蛋白含量较高，导致新生儿的皮肤反应性充血，鲜红斑痣呈鲜红色。之后，孩子经历生理性贫血（出生后 2~3 个月），鲜红斑痣的皮损颜色逐渐减淡至粉红色，但不会消失。青春期时，鲜红斑痣可由淡粉色加深至鲜红色。成年后，鲜红斑痣的颜色可发展为暗红色或深紫色。

究其原因，是随着年龄的增长，病变部位的血管逐渐扩张，导致红斑颜色逐渐加深。伴随而来的，还可能出现血管管壁增厚、真皮纤维化、皮肤附属器增生肥大等病理改变，临床则表现为皮损区皮肤的增厚及结节样改变。

当患儿哭闹、发热或周围环境温度升高时，鲜红斑痣的颜色可能加深。若皮损区域的皮肤合并其他病变（如湿疹），皮损的颜色也会加深。

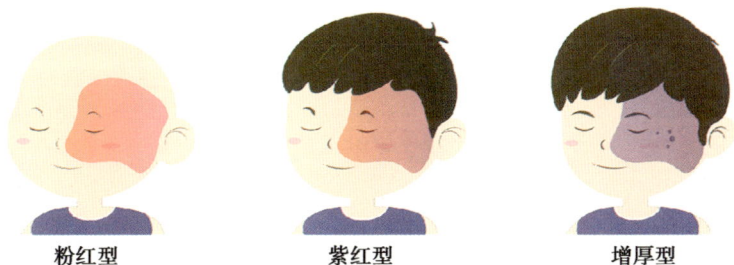

粉红型　　　　　　　紫红型　　　　　　　增厚型

根据皮损的颜色和厚度，鲜红斑痣可分为粉红型、紫红型、增厚型

2. 如果不治疗，鲜红斑痣的面积会不会越来越大

鲜红斑痣通常在新生儿期即可发现，随着患儿的生长发育成比例增长，青春期或成年后，部分患处皮肤可能发生红斑区域皮肤增厚及结节样增生。

婴儿期，尤其是 6 月龄内，发现红斑面积迅速扩大，局部红斑增厚、突出皮面，则需要排除婴儿血管瘤。

　　除此之外，如果出现以下几种情况，还需要排除以鲜红斑痣为表现的一些综合征，以及是否合并其他脉管畸形。

　　1. 红斑面积迅速扩大，其生长速度与儿童生长发育速度不相符。

　　2. 跨区域出现多发红斑。

　　3. 红斑区域出现局部组织肥大或患侧肢体过度发育。

　　虽然普通的鲜红斑痣一般是随着患儿的生长等比例增大，但是未经治疗的鲜红斑痣尤其是头颈部的鲜红斑痣，在青春期至成年期有局部软组织肥大增生甚至形成结节的风险。因此，为了预防这些并发症，一般建议早期干预。

3. 鲜红斑痣一定会增厚吗

　　典型的鲜红斑痣是终身存在的。从组织病理学角度看，婴儿期鲜红斑痣处的皮肤活体组织检查（简称"活检"）仅显示皮肤血管数量的异常增加。进入青春期或成年后，可能会出现红斑颜色加深、皮肤增厚甚至出现结节样改变，此时皮肤活检可见畸形血管管腔进一步扩张，管壁增厚。这些现象可以发生在身体的任何部位，以头面部和颈部常见。

　　据国外学者研究统计，约 10% 的面部鲜红斑痣患儿会出现皮肤增厚，约 10% 的患儿会出现结节样损害。另一项关于头颈部鲜红斑痣的研究提示，在没有任何治疗的情况下，软组织肥大可能在 9 岁左右出现，尤其是涉及面中部的鲜红斑痣；44% 的患儿平均在 22 岁时出现皮肤结节。

因此，终身存在的鲜红斑痣可能会持续发展，并引起一系列的并发症和社会心理问题。目前，多数学者主张在鲜红斑痣开始增厚或肥大之前，进行适当的治疗，可以防止或延缓局部皮肤组织增厚及结节的发生。

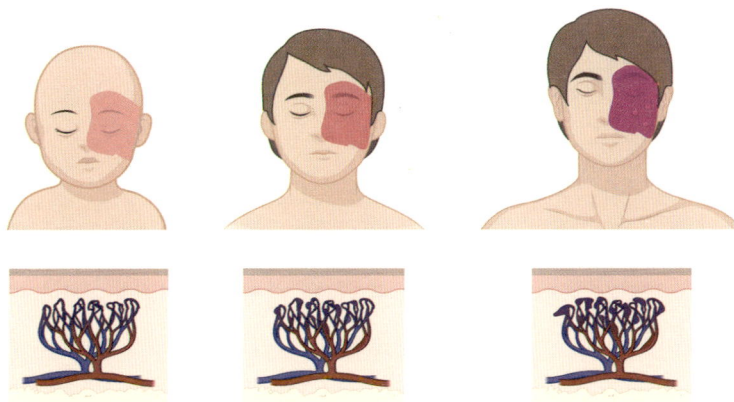

鲜红斑痣病灶处畸形的血管，会随着年龄的增长，管腔逐渐扩张、管壁增厚，且皮肤逐渐增厚、颜色加深

4. 有些鲜红斑痣表面长疙瘩，是怎么回事

随着年龄的增长，患儿进入青春期或成年后，部分鲜

红斑痣，尤其是头颈部未经治疗的鲜红斑痣，可能出现红斑颜色加深，伴随着鹅卵石样、结节样增生，出现血管纤维瘤等结节性损害。其组织病理学特征包括延伸至真皮下层、皮下组织甚至骨骼肌的异常畸形血管，血管呈结节样聚集，血管扩张，管壁增厚，真皮纤维化，皮肤附属器增生肥大。

这种局部的皮肤组织增厚及结节样增生，可发生在任何区域，但是有研究发现，这种皮肤增厚及结节样病变在面部V2区、V3区更常出现，并且在男性中更为常见。

5. 为什么有的鲜红斑痣摸起来热热的

鲜红斑痣血管数量较正常皮肤中的血管数量多，伴有管腔畸形扩张，属于低流速的脉管畸形。也就是说，鲜红斑痣的血管压力和流动速度远低于含有动脉成分的血管畸形，因为流速慢，病变区可能会有轻微的温度升高。在孩子哭闹等情绪激动时，局部血管扩张充血比较明显，皮肤温度会随之增高，但通常情况下，与周围皮肤没有显著差异。

鲜红斑痣表面皮肤温度如果明显高于周围皮肤，同时触摸时有震颤的感觉，那么应该重新仔细评估该红斑部位的病变，排除其他血管畸形，如动静脉畸形及其相关综合征等可能。

6. 鲜红斑痣会不会导致两边脸的大小不一样

由于鲜红斑痣病变多呈单侧分布，此类患儿会出现红斑区域较非红斑区域肥大的现象。发生在面部三叉神经支配区的鲜红斑痣，主要是皮肤和黏膜的异常，容易伴有皮损部位深部软组织及面部骨骼肥大，当皮损范围波及上下唇时，唇部组织常出现过度生长的表现。其中，发生于 V2 区的鲜红斑痣可出现患侧上颌骨肥大；发生于 V3 区的鲜红斑痣可能出现咀嚼肌肥大甚至腮腺肥大。因此，未经治疗的面颈部鲜红斑痣，较其他区域更容易发生局部皮肤增厚、血管纤维组织增生、面部软组织增生及骨骼肥大等，从而造成面部不对称，甚至对容貌有更极端的影响。

7. 毛发部位的鲜红斑痣会影响毛发生长吗

目前，没有循证医学证据表明鲜红斑痣区域的毛发生长会受到影响。一些研究发现，颈背部的鲜红斑痣和斑秃的慢性病程及严重程度可能存在关联。还有一些研究发现，在一些重度斑秃患儿中，鲜红斑痣皮损区域的毛发生长是正常的。

需要注意的是，对于黄种人来说，毛发部位含有大量黑色素，在用激光治疗毛发部位的鲜红斑痣时，除了红斑区域的血红蛋白（血红蛋白会吸收激光能量成为靶目标），毛发中所含的黑色素也是靶目标，会和血红蛋白竞争性地吸收激光，并产生光热作用，引起毛囊的热损伤，从而影响治疗区域的毛发生长。这种情况在短期治疗中一般不会出现，往往见于波长较长的激光（如长脉宽 755nm 及长脉宽 1 064nm）多次治疗后造成毛囊损伤，从而影响毛发生长，表现为治疗区域毛发稀疏或生长缓慢。

婴幼儿的角质层比成人薄，毛乳头的位置也相对表浅，因此过高能量或穿透更深波长的激光，都可能对婴幼儿红斑区域的毛发生长产生不良影响。对于毛发部位的激光治疗，应当更谨慎地选择激光器，更保守地选择治疗参数，尽量避免出现水疱及结痂等不良反应，避免对毛发生长产生影响。

8. 鲜红斑痣可能合并哪些综合征

鲜红斑痣本质上是一种毛细血管畸形，如果仅发生在局部皮肤，就是鲜红斑痣。如果累及皮肤之外其他脏器的血管，或者其他脉管系统，鲜红斑痣就可能是其他系统性疾病或综合征的表现之一。

一般情况下，当红色胎记伴随有白色、青色或其他颜色的胎记时，需要考虑色素血管性斑痣性错构瘤病（phakomatosis pigmentovascularis，PPV）。这一疾病可以只累及皮肤，也可能出现其他肉眼无法直接观察到的症状，这也是皮肤科医生看到红胎记时会建议做进一步检查的原因。

其他鲜红斑痣可能合并的综合征还包括斯特奇－韦伯综合征、先天性静脉畸形肢体肥大综合征、帕克斯－韦伯综合征、变形综合征、遗传性出血性毛细血管扩张症、Servelle-Martorell 综合征、Proteus 综合征、CLOVES综合征、毛细血管畸形－动静脉畸形综合征、巨脑－毛细血管畸形综合征、小头－毛细血管畸形综合征、Beckwith-Wiedemann 综合征。

9. 什么样的鲜红斑痣需要考虑斯特奇－韦伯综合征

斯特奇－韦伯综合征（Sturge-Weber syndrome，SWS）是一种除了面部鲜红斑痣之外，还同时伴有眼部及中枢神经系统异常的发育畸形，表现为单侧面部的鲜红斑痣，伴有同侧眼部与软脑膜血管畸形。这类患儿不单纯是皮肤红胎记方面的问题，还可以出现先天性青光眼或者癫痫的症状，需要早期干预，定期进行眼睛和神经系统的检查。

SWS 的鲜红斑痣最常分布的区域为头面部三叉神经的 V1 区和 V2 区，也就是前额、上眼睑或者面颊的区域。当然并不是说分布在这些区域的鲜红斑痣就一定是 SWS，但有研究统计，该区域的鲜红斑痣有 10%～20% 的可能是 SWS 的表现。发生在这个区域分布的鲜红斑痣多需要进行眼睛和神经系统的评估和监测，来帮助判断是否属于 SWS。同时也有些 SWS 患儿可以出现肢体和躯干大面积的鲜红斑痣，需要给予关注。

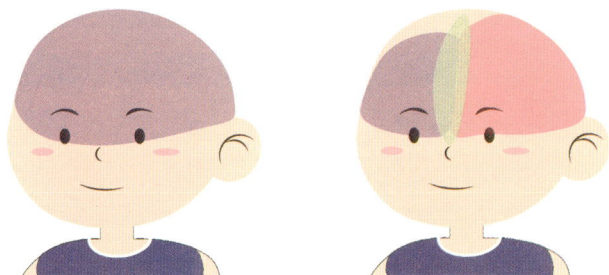

红胎记位于额部单侧或双侧（紫色区域）、额中部（绿色）或三叉神经眼支（粉红色）时，需要排查斯特奇－韦伯综合征

10. 斯特奇－韦伯综合征需要做哪些检查

SWS 患儿除了皮肤出现鲜红斑痣，还表现为眼部和软脑膜血管畸形。

眼部症状包括青光眼和弥漫性脉络膜血管畸形。青光眼分为早发型（角膜水肿、角膜浑浊、眼球扩张）和晚发型（慢性眼压升高），可以导致视神经损伤直至失明。弥漫性脉络膜血管畸形可以导致脉络膜脱离，或者自发性脉络膜脱离，导致视功能严重受损。

神经症状是软脑膜内血管畸形和脑实质病变造成的，一般发生在鲜红斑痣的同侧区域，症状包括癫痫（表现为抽搐）、对侧偏瘫、运动与认知功能发育迟缓（如孩子学习能力下降）、情感行为问题、注意力缺陷、偏头痛等。如果有上述症状，需要进行脑磁共振检查，必要时进行磁共振增强扫描、脑电图检查等。

孩子在婴儿时期生长发育迅速，应进行排除性的磁共振检查。另外，可以进行功能性脑影像学检查，精确评估病灶的位置，如可评估局部脑血流情况的单光子发射计算机断层扫描（single photon emission computed tomography，SPECT），或者可反映葡萄糖代谢的正电子发射计算机断层扫描（positron emission tomography，PET）等。

11. 鲜红斑痣在什么情况下需要考虑先天性静脉畸形骨肥大综合征

先天性静脉畸形骨肥大综合征又称"Klippel-Trenaunay综合征"，简称"KT综合征"。这是一种先天性血管发育异常综合征，并不是传统意义上的遗传性疾病，也就是说患儿家人或亲戚里很可能没有类似情况。KT综合征是因为在胚胎形成、发育过程中，血管、组织和骨骼的祖细胞自发地出现了异常突变所导致的。KT 综合征典型的临床表现为三联征——毛细血管畸形、静脉畸形、骨和软组织过度生长，有时伴有淋巴管畸形。

有研究表明，67% 的 KT 综合征患儿出现肢体肥大的临床表现。当患儿出现一侧或双侧肢体红斑，同时伴有红斑所在肢体增粗、增长时，应考虑进行 KT 综合征的相关排查。部分患儿的红斑不局限于四肢，如位于躯干，也建议进行相关排查。

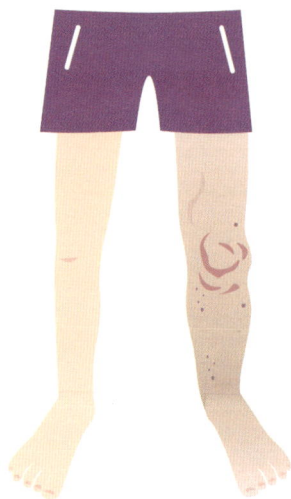

KT 综合征好发于四肢，临床表现为毛细血管畸形、静脉畸形、骨和软组织过度生长，伴或不伴淋巴管畸形

12. 怀疑患先天性静脉畸形骨肥大综合征该怎么做

患儿年龄较小时，应尽量采取一些无创和无辐射的检查方式，进行初步排查，如局部血管超声检查等，没有特别的年龄限定。必要时可以通过磁共振、增强 CT 及血管造影等检查方式排查。KT 综合征的病情演变不是一成不变的，是一个动态发展过程，若病情稳定，1 岁之内，3 ~ 6 个月复查一次；1 岁以后，6 ~ 12 个月复查一次；特殊生长期（如青春期）生长加快，可酌情缩短复查时间。

那么，确诊 KT 综合征后该如何治疗呢？

按照解剖部位来看，由外到内，KT 综合征患儿可表现为皮肤的鲜红斑痣，因其影响美观，条件许可下可进行激光或者光动力治疗。静脉畸形可能导致出现静脉曲张、静脉血栓、肢体肿胀等，症状较轻者可采用弹力袜束缚治疗，改善静脉曲张和肢体肿胀；若存在深静脉血栓的患儿，需要及时进行抗凝治疗，必要时采取溶栓治疗或血管外科手术治疗。双下肢肢体不等长时，需要到骨科就诊进行评估：若长度差异≤3cm 时，可以通过定制增高鞋垫等方法改善步态，稳定骨盆；若长度差异>3cm 时，患儿出现跛行步态、骨盆倾斜与脊柱侧弯等继发畸形风险，可通过骨骺阻滞、对侧骨延长或缩短患肢的方式来改善。

13. 帕克斯－韦伯综合征是先天性静脉畸形骨肥大综合征吗

帕克斯－韦伯综合征又称"Parks-Weber 综合征"，简称"PW 综合征"，指同时伴有毛细血管畸形、骨和软组织过度生长和动静脉畸形的综合征，部分患儿也可能合并淋巴管畸形。

PW 综合征与 KT 综合征定义相似，但两者具有本质上的差别，KT 综合征是合并静脉畸形，PW 综合征则是合并动静脉畸形。对于鲜红斑痣同时伴有单侧肢体或躯干过度生长的患儿，可以先进行初步查体，如红斑处是否伴随皮温明显增高、是否触及明显震颤等了解有无合并动静脉畸形。可疑患儿应积极完善血管彩超、CT 增强扫描、血管三维重建等影像学检查，明确合并畸形血管的类型。动静脉畸形属于快血流信号血管畸形，PW 综合征可能引起严重并发症，如溃疡、组织坏死、心力衰竭等，需要尽早发现，尽早明确，尽早治疗。目前临床治疗方法包括介入栓塞、手术治疗和联合治疗等。

14. 红胎记累及肢体伴肥大时一定是先天性静脉畸形骨肥大综合征吗

红胎记，就是我们提到的鲜红斑痣，如果累及一侧肢体并合并肢体肥大，需要考虑相关综合征，如 KT 综合征和 PW 综合征，这种情况还需要考虑其他疾病，如 *PIK3CA* 相关过度生长疾病谱系（*PIK3CA*-related overgrowth spectru，简称"PROS"），包括巨脑 – 毛细血管畸形综合征（megalencephaly – capillary malformation，MCAP）、CLOVES 综合征、弥漫性毛细血管畸形伴肢体过度生长（diffuse capillary malformation with overgrowth，DCMO）和变形综合征（proteus syndrome）等。

1. MCAP　是一种以头围增大和毛细血管畸形为特征的综合征，毛细血管畸形通常呈网状，广泛分布于躯干和四肢，并伴有肢体肥大。

2. CLOVES 综合征　CLOVES 是一个首字母缩略词，代表先天性脂肪瘤样过度生长（CLO）、脉管畸形（V）、表皮痣（E）和骨骼异常（S）。患儿可出现多个大小不一、浸润邻近组织的躯干脂肪瘤肿块，合并包括鲜红斑痣、淋巴管畸形、静脉畸形和动静脉畸形在内的血管畸形，手足畸形，表皮痣以及脊柱侧凸等。

3. DCMO　表现为全身弥漫性、网状、颜色较淡和边界不清的红斑，软组织或骨过度生长，过度生长的部位可以和皮损分布不一致，并且没有持续存在的静脉异常。

4. 变形综合征　是一种极为罕见的疾病，以人体各部位不对称和不成比例的过度生长为特征，约 40% 的患儿出生时即有皮肤表现，包括毛细血管畸形、淋巴管畸形或静脉畸形，线状和非线状表皮痣，脑回状结缔组织痣，脂肪瘤组织过度生长或脂肪萎缩，咖啡斑，甲异常等。

15. 红胎记叠加黑胎记是什么病

　　红胎记和黑胎记发生概率并不低，常见的红胎记包括鲜红斑痣、鲑鱼斑等，常见的黑胎记包括太田痣、蒙古斑、伊藤痣、咖啡斑、斑痣等，两种胎记同时出现并不少见。如果发现红胎记和黑胎记重叠分布时，需要考虑一种特殊的疾病，即色素血管性斑痣性错构瘤病（phakomatosis pigmentovascularis，PPV），具体指同时出现血管性病变和色素性病变。大多数 PPV 仅影响美观，但也可能出现皮肤外损害，如眼巩膜青色，需要到眼科筛查眼底眼压；如面部鲜红斑痣节段分布，需要到神经科进行头颅磁共振检查，排除合并斯特奇 – 韦伯综合征的可能；如红胎记位于肢体部位，伴有肢体肥大，需要排除合并先天性静脉畸形骨肥大综合征、弥漫性毛细血管畸形伴肢体过度生长等其他 *PIK3CA* 基因相关过度生长疾病谱系。

　　对于 PPV 的治疗，单纯皮肤受累的 PPV，只需要针对鲜红斑痣和色素性皮损分别治疗即可；如果合并其他器官的病变，需要在相应的科室进行评估。

16. 动静脉畸形是一种特殊的鲜红斑痣吗

动静脉畸形（arteriovenous malformation，AVM）是一种高流量的血管畸形，缺乏正常的动脉和静脉之间的毛细血管网，动脉与静脉直接连接，故与鲜红斑痣不同，是一种独立的血管畸形分型，不是特殊的鲜红斑痣。

动静脉畸形可以分为四期，表现不同。

1. Ⅰ期（静止期）　无症状，通常从出生到青春期，病灶不明显，或仅仅表现为鲜红斑痣或血管瘤消退期的外观，伴有皮肤温度升高。

2. Ⅱ期（扩张期）　通常在青春期开始，肿物增大，肤色加深，损害皮肤及深部结构，触诊可以感受到搏动、震颤，听诊有杂音。

3. Ⅲ期（破坏期）　出现自发性坏死、慢性溃疡、疼痛或出血等症状。

4. Ⅳ期（失代偿期）　因长期血流动力学异常，出现心功能不全或心力衰竭。毛细血管网的缺失可导致无法进行正常的营养交换，长期发展可以引起一系列并发症，包括疼痛、溃疡、出血、外观畸形或压迫周围组织器官，甚至可能引起心力衰竭，需要早期识别和及时治疗。

17. 什么是毛细血管畸形 – 动静脉畸形

人体血管包括动脉、静脉以及连接动静脉的毛细血管。毛细血管畸形（capillary malformations，CM）是指毛细血管扩张，外观上通常表现为皮肤红斑。动静脉畸形（arteriovenous malformation，AVM）是指动脉与静脉直接连接，缺乏毛细血管网，这种异常连接可能引起一系列并发症，包括疼痛、溃疡、出血、外观畸形或压迫周围器官组织，长期存在甚至可能引起心力衰竭。

毛细血管畸形通常为单独一片出现，表现为粉红色或紫红色斑片，但有一些可以表现为多发红斑，分布于头面部和躯干，同时合并高流速脉管畸形，这时候需要考虑毛细血管畸形 – 动静脉畸形（capillary malformation-arterialvenous malformation，CM-AVM），是一种罕见的混合性血管畸形。

CM-AVM 临床主要表现为多发的红斑或淡红斑，部分皮损伴有棕褐色背景，可以伴有周围苍白色晕环或多毛。这些红斑被认为是皮肤的微小动静脉畸形或毛细血管畸形。18% ~ 31% 的患儿可能伴有高流量动静脉畸形，容易发生于皮肤软组织、肌肉、骨骼、大脑、肺脏、肝脏或脊髓等重要脏器。早期的皮肤动静脉畸形和毛细血管畸形很难用肉眼鉴别，随着动静脉畸形进展，红斑处会出现皮肤温度升高，摸上去有异常搏动、震颤的感觉，这是该疾病的特征表现。如果考虑 CM-AVM，建议追问家族史（包括三代内亲属），并进行影像学检查排除内脏 AVM，必要时可以进行基因检测。

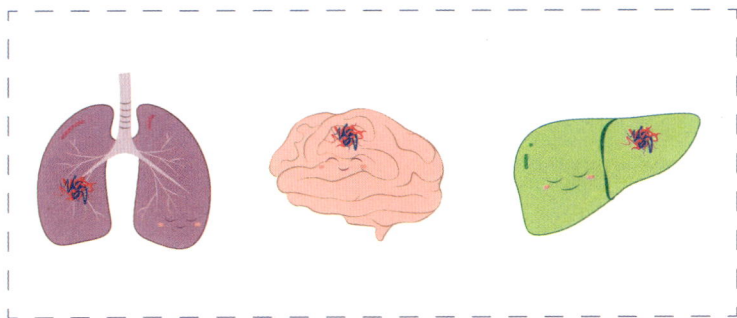

对于特殊的红胎记（如 CM-AVM 等），需要注意排查肺脏、大脑、肝脏等重要脏器的动静脉畸形

18. 什么是遗传性出血性毛细血管扩张症

遗传性出血性毛细血管扩张症（hereditary hemorrhagic telangiectasia，HHT），是一种常染色体显性遗传病，是除 CM-AVM 外，另外一种表现为多发毛细血管扩张斑片的血管畸形相关综合征。HHT 临床表现多种多样，包括皮肤黏膜多发毛细血管扩张、鼻出血、消化道出血和缺铁性贫血等。鼻出血是 HHT 最常见的临床表现，发生率在 90%

以上，几乎每天都发生，所以 HHT 患儿多数首诊于耳鼻喉科。HHT 的鼻出血较为频繁，即使不伴有消化道出血，也足以导致缺铁性贫血。治疗鼻出血和缺铁性贫血是 HHT 的基础，同时尽早筛查和治疗肺部等重要内脏部位的动静脉畸形，也是诊疗的重点。

HHT 与 CM-AVM 均表现为多发毛细血管扩张性斑片，但 HHT 多表现在手指、嘴唇、口唇等部位，而 CM-AVM 则更多出现血管周围的盗血现象——苍白环，这是两者的鉴别要点之一。

19. 什么情况下需要进行基因检测

当红胎记（鲜红斑痣）出现在特殊部位或者合并其他颜色的胎记及伴随其他症状时，需要警惕鲜红斑痣相关的复杂综合征。当常规检查无法确诊时，可以完善基因检测，进一步明确诊断，并制订合理治疗方案。

分布于额头至上眼睑区域（三叉神经眼支）的红胎记，需要注意考虑斯特奇－韦伯综合征。生长在四肢且面积比较大的鲜红斑痣，同时一侧肢体比正常侧更长、更粗时，需要考虑先天性静脉畸形骨肥大综合征、毛细血管畸形伴骨和软组织增生（capillary malformation with overgrowt，CMO）的可能。全身散在、多发的红胎记，需要注意排查毛细血管畸形－动静脉畸形、遗传性出血性毛细血管扩张症。如果不仅有红胎记，还同时伴有白胎记（贫血痣）、黑色胎记（蒙古斑、太田痣、咖啡斑）等多种胎记，尤其出现红胎记和黑胎记重叠，需要考虑色素血管性斑痣性错构瘤病。

总体来说，鲜红斑痣相关的综合征十分复杂，临床表现多种多样，尤其在疾病早期，以上综合征可能都仅表现为红胎记，往往难以区分。建议密切关注皮损变化，必要时进行基因检测，辅助早期诊断，进行更合理、更有效的干预和治疗。

病例

7岁的小Kitty因为自小就有的额部红斑就诊，仔细询问病史得知，孩子之前在当地医院诊断为"鲑鱼斑"，曾做过多次激光治疗效果欠佳，消退不明显。本次就诊时，医生给孩子做了仔细查体，发现额部中线部位可以看到红斑，边界清楚，皮肤温度高，情绪激动时颜色加重。同时，躯干和四肢也有数块类似红斑，周围伴有浅浅的白晕。这些红斑都在非暴露部位，家长平时没有过多关注，此前就诊时未向医生提及。

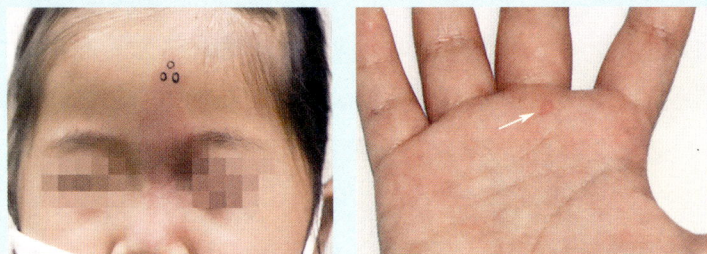

小 Kitty 额部、四肢散在红斑，红斑周围有浅浅的白晕

分析

孩子自小出现红斑，位于额正中部位，没有增厚，随着生长成比例扩大，哭闹等情绪激动时颜色加深，的确需要首先考虑鲑鱼斑。但孩子常规激光治疗效果差，身上还有多处特殊红斑（周围可见白晕），提醒需要排除 CM-AVM。

处理

行局部红斑处基因检测（用儿童专用小环钻，钻取红斑处皮肤，行体细胞检测）用于诊断疾病。同时请眼科会诊，筛查眼底眼压，并进行头颅磁共振、肺部 CT、肝脏超声用于排除内脏 AVM。

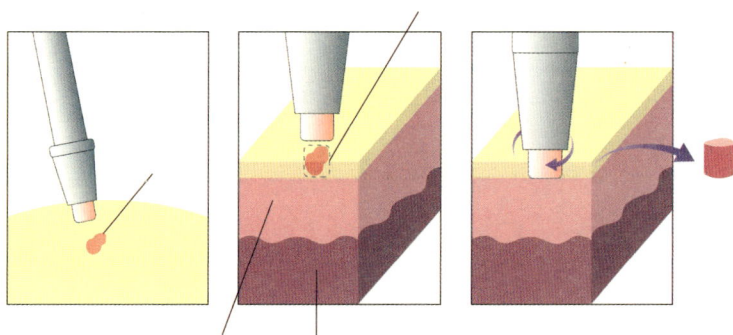

儿童专用的皮肤活检小工具——皮肤环钻

结 果

　　基因回报 *RASA1* 位点突变，筛查未发现内脏 AVM，最终诊断为 CM-AVM，门诊定期随访。

　　下图展示了如何快速看懂一张基因报告的简单方法。

解读体细胞基因检测报告

基因	染色体位置	转录本外显子	核苷酸氨基酸	参考碱型变异碱基（突变频率）	正常人频率	预测	致病性分析	遗传方式	疾病表型
RAS A1	chr5:866 59295	NM_002 890;exon 11	c.1584T>A (p.Y528X)	195/270 (58%)	-	-	Likely pathogenic	1.AD 2.AD 3.-	1.毛细血管-动静脉畸形综合征 2.Parkes-Weber综合征 3.基底细胞癌，体细胞

预测：蛋白功能预测软件REVEL；D：预测为有害；LD：预测为潜在有害；B：预测为良性；-：未知。

基因名称和疾病对应

基因所在位置为5号染色体

该基因位于11号外显子

c.：核苷酸，cDNA参考序列
p.：氨基酸，蛋白质参考序列

突变占比，和遗传方式有关（50%左右为胚系突变）

根据ACMG（美国遗传学会基因组学会）指南判断为有致病性

遗传方式：常染色体显性遗传

变异对应提示的可能疾病；结合孩子临床表型和所查基因结果，最终诊断CM-AVM

划重点

关于鲜红斑痣，家长常常关注孩子暴露部位的红斑，忽略其他部位的红斑。这个病例提示我们，很多情况下鲜红斑痣不仅是"皮肤问题"，如果出现"不寻常的现象"，如多发红斑表现、常规治疗无效等，需要进行皮肤外其他器官的筛查，排除鲜红斑痣相关综合征，必要时进行基因检测辅助明确诊断。

20. 红胎记相关综合征排查一次没发现问题，还需要再次排查吗

疾病的发生发展是一个动态过程。疾病早期，鲜红斑痣相关复杂综合征可能仅表现为红胎记。随着生长发育，畸形的血管病灶也同步发展。除了皮肤上能看到的鲜红斑痣，颅脑、眼等重要脏器中的畸形血管需要通过辅助检查进行定期评估。

婴幼儿时期，KT综合征、毛细血管畸形伴骨和软组织增生，可能没有表现出明显的肢体不等长或不等粗，但

是需要定期监测患肢的长度及周长，一旦出现增生趋势，应当尽早进行干预，必要时外科手术治疗。KT综合征患肢内粗大畸形的静脉，也需要定期监测，必要时进行介入治疗。

通过治疗干预可以避免疾病进展，防止出现严重的美容损毁、凝血功能异常、下肢跛行、脊柱侧弯等并发症。高度怀疑鲜红斑痣相关综合征时，即使在疾病早期排查未见明显异常，也建议定期复诊，规律复查相关指标，及时调整治疗方案。

21. 鲜红斑痣是先排查综合征还是先治疗红斑

鲜红斑痣应该优先排查相关综合征。单纯皮肤鲜红斑痣进展缓慢，除了影响美观外，对身体健康基本没有影响。但鲜红斑痣相关综合征可累及多器官、多系统，如果不早期排查和治疗，可能影响健康和功能，因此对鲜红斑痣相关综合征的排查应优先于治疗。

例如斯特奇-韦伯综合征，有合并青光眼和癫痫的可能，应该进行早期筛查。如果合并青光眼未及时治疗，可能会出现眼压升高，并出现视物模糊、眼胀、视野受损等症状，甚至导致失明。

许多病例都提示我们，对于鲜红斑痣这样一个主要影响

"面子"的疾病来说，一定要先做相关筛查，排除鲜红斑痣相关综合征后，再选择相应的方法进行治疗。

22. 什么是鲜红斑痣的 MDT 门诊

多学科联合会诊（multi-disciplinary treatment，MDT），是由多个学科的资深专家以共同讨论的方式，制订个性化诊疗方案的过程。最开始应用 MDT 诊疗方式的是肿瘤疾病，目前已经成为现代医疗领域广为推崇的诊疗模式。

MDT 在打破学科壁垒的同时，不仅可以实现医生、科室和医院的共同提高，同时可以建立以病种为单位的"一站式"诊疗平台，实现各科资源和优势最大化整合，提高诊治质量，大大简化了多次就诊挂号的烦琐过程，最大程度地提高就医体验。MDT 特别适用于一些涉及多学科诊疗的复杂性疾病，鲜红斑痣相关综合征就是其中之一。

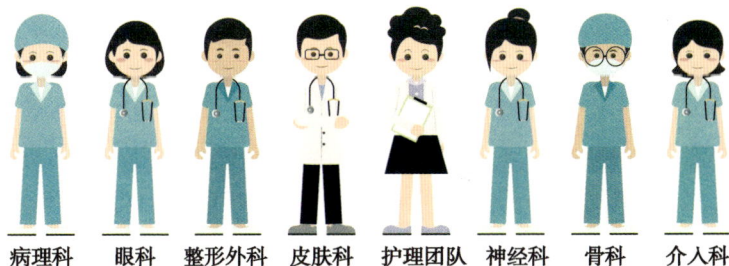

病理科　眼科　整形外科　皮肤科　护理团队　神经科　骨科　介入科

鲜红斑痣患儿的 MDT 诊疗团队

鲜红斑痣相关综合征，可以累及眼睛、神经和骨骼等多个器官和系统，一般专科并不能解决所有问题，需要不同科室的医生共同讨论，参与疾病的诊断和治疗。

鲜红斑痣在 MDT 诊疗模式下，可以最大限度地避免误诊、误治，缩短诊断和治疗时间，增加治疗方案的可选择性。还可制订个性化治疗手段，改善预后，同时避免不停转诊、重复检查的弊端，给家庭减轻负担，提高就医满意度。

鲜红斑痣的
治疗

鲜红斑痣的
激光
治疗

鲜红斑痣的
光动力
治疗

妈妈这样做
治疗方法

鲜红斑痣的治疗

1. 发现鲜红斑痣变淡了，还需要治疗吗

　　首先，鲜红斑痣是不能自行消退的，可能随着孩子的长大而成比例扩大、颜色加深。成人期，65% 的红斑会变成暗红色，甚至皮肤增厚，出现结节，尤其是在面部的鲜红斑痣，这种趋势尤为明显。

　　一些鲜红斑痣有时候看起来确实颜色会变淡，短期内变得不明显，这可能与血管的一过性收缩有关。在哭闹或者受热的状态下，皮肤毛细血管扩张，皮肤血流增多，鲜红斑痣就会变得明显；在安静或者睡觉时，扩张的血管逐渐收缩，皮肤中的血流减少，鲜红斑痣颜色就会变淡。这种一过性变淡是鲜红斑痣的特点，并不代表鲜红斑痣会自然消退，多数情况下是需要治疗的。

　　有一些出生就有的红斑，确实可以自行消退。这类红斑属于一种毛细血管畸形，和鲜红斑痣很像，但不是鲜红斑痣，分布模式具有差别。这类可以消退的红斑多位于面部正中区域，或者对称出现，如前额、眉间、鼻尖、人中等，同时眼睑和头皮的枕部区域也是好发部位。这类红斑常被称为"单纯痣"或"焰色痣"，这类红斑是可以在 1～3 岁后逐渐

自然消退的，不用着急治疗。所以，鉴别鲜红斑痣和鲑鱼斑很重要，需要专业的皮肤科医生帮助判断。

划重点

红胎记变淡需不需要治疗？首先要明确诊断：如果是鲜红斑痣，是不会消退的，需要治疗；如果是鲑鱼斑，可以暂不治疗，随诊观察。

2. 鲜红斑痣什么时候治疗最好

对鲜红斑痣本身而言，治疗时间越早越好，原因如下。

1. 从治疗难度来说，鲜红斑痣的治疗效果主要与血管直径、血管深度、表皮厚度有关。年龄越小，皮损越小、皮肤越薄，治疗效果较好。

2. 从治疗成本来说，随着鲜红斑痣皮损的逐渐增厚，形成结节，会增加治疗难度和次数。同时国内大多数鲜红斑痣的治疗是根据红斑面积大小收费，随着年龄增长红斑面积同比例增大，导致治疗成本提高。

3. 从患儿心理来说，学龄前期及时治疗鲜红斑痣，可以最大程度地减轻疾病造成的心理负担，帮助树立战胜疾病的信心。

4. 从治疗后恢复情况来说，年龄越小耐受性越好，皮肤以Ⅲ型胶原蛋白为主，治疗后发生瘢痕、萎缩或色素沉着的概率相对较小。

在患儿年龄小、皮损薄，并且患儿及家属配合的情况下，应尽早开展相关治疗。对于激光治疗，一般满月后即可开展。对于海姆泊芬光动力治疗，尤其是皮损面积较大，或激光治疗效果不佳，1岁后可考虑使用。但对于激光及光动力治疗均无效，以及严重增厚的，可以采用手术切除、球囊扩张术等外科方式进行治疗。

3. 鲜红斑痣可以治愈吗

目前，鲜红斑痣多数可以得到有效治疗，现有的治疗手段只能最大程度地将鲜红斑痣处的红斑淡化，减少后期并发症的发生。100% 清除鲜红斑痣处的红斑是理想状态，需要对治疗结果有相对理性的认知。

染料激光是治疗鲜红斑痣的常见方法，受血管管径、深度等影响较大。据文献报道，染料激光平均治疗 6 次的有效率约为 70%，完全清除皮损的不到 10%。一项对于单中心光动力治疗儿童鲜红斑痣的研究显示，439 例患儿中，377 例红斑位于面部和颈部，62 例红斑位于躯干和四肢；治疗总体有效率达 95.2%，其中治疗后消退面积≥90% 的比例为 34.2%。该研究提示，与单次治疗相比，多次治疗可以显著提高疗效，并且光动力治疗是治疗大面积鲜红斑痣的首选方式。具体选择哪种治疗方式，需要专业血管性疾病专病门诊评估后再决定。

4. 鲜红斑痣的传统治疗方法有哪些

根据国内和国际血管性疾病诊疗指南提示，目前鲜红斑痣的首选治疗方式为激光治疗或光动力治疗。冷冻、同位素敷贴、射频消融、光动力一代光敏剂等治疗方式，存在不良反应多，瘢痕形成风险大，误工时间长等情况，在临床上已经不再推荐使用。对于上述治疗无效的患儿，可以行外科手术切除病灶，最大程度地改善鲜红斑痣。

手术治疗包括直接病灶切除术、局部皮瓣、皮片移植、组织扩张等方式，具体选择的手术方式需要根据红斑位置、严重程度等决定。对于面部鲜红斑痣合并颌面部颅骨轮廓畸形的患儿，如骨肥大、咬合畸形等，可以联合正畸与正颌手术进行矫正。

5. 鲜红斑痣可以外用药物治疗吗

目前，在临床中使用外用药物可以促进部分血管性疾病好转，如外用马来酸噻吗洛尔凝胶治疗浅表型婴儿血管瘤。鲜红斑痣是由于胚胎发育过程中体细胞突变所导致的血管发育异常，不是血管内皮细胞异常增生，外用药物对其无效。

鲜红斑痣首选激光治疗或光动力治疗。

这些治疗方式在治疗鲜红斑痣的同时，也会导致皮肤发生炎症反应和水肿反应，促进炎症细胞分泌细胞因子，部分新生血管再生，会导致部分鲜红斑痣复发。

研究表明，经光电治疗后，在红斑部位涂抹免疫调节药物或血管增生抑制药物，如咪喹莫特或西罗莫司软膏等，可以起到抑制新生或再生血管的作用，治疗效果更佳。该研究结果仍需要进一步验证，同时也需要考虑年龄以及鲜红斑痣的部位、类型、面积等因素。

6. 鲜红斑痣可以口服药物治疗吗

单纯的鲜红斑痣是不需要口服药物治疗的。如果伴发相关综合征，如斯特奇－韦伯综合征、KT综合征、CLOVES综合征、Protues综合征，以及其他类型的脉管畸形，如静脉畸形、淋巴管畸形等，可以口服靶向药物治疗。mTOR抑制剂西罗莫司，又称"雷帕霉素"，可以有效抑制异常增生的畸形脉管。口服西罗莫司治疗斯特奇－韦伯综合征，可以减少癫痫卒中样发作的频率，生活质量明显提高。首都医科大学附属北京儿童医院皮肤科张斌团队的研究表明，口服西罗莫司治疗儿童复杂性静脉畸形，效果好，安全性较高，提示西罗莫司在脉管性疾病精准治疗方面具有良好前景。

随着基因测序技术的发展，越来越多鲜红斑痣相关疾病的致病基因及突变特点被发现，促进了人们进一步认识鲜红斑痣的发病机制，使此类疾病的精准诊断和靶向治疗成为可能。诸多口服靶向药物已经进入全球临床试验阶段。除了西罗莫司以外，其他靶向药物，如 mTOR 抑制剂依维莫司、PIK3CA 抑制剂 BYL719、AKT 抑制剂 ARQ 092、MEK 抑制剂曲美替尼、抗 VEGF 单抗贝伐珠单抗等，正在进行基础和临床的深入研究。

7. 鲜红斑痣可以手术治疗吗

部分鲜红斑痣可以采取手术切除的治疗方式，但是不作为首选的治疗方式。鲜红斑痣不会自行消退，持续进展可能导致其他并发症，包括生理上的并发症，以及社会心理问题。儿童时期的鲜红斑痣以平行于皮肤的粉红色或深红色斑片为主，较少出现皮肤增厚及血管纤维瘤，此时应该尽早干预，首选的治疗方法为脉冲染料激光或光动力治疗。

随着年龄增长，没有治疗的鲜红斑痣可能会逐步进展，如果出现以下症状，可以考虑手术治疗。

1. 肥厚型鲜红斑痣或出现鹅卵石样结节样增生的鲜红斑痣，特别是位于眼、耳、鼻等部位，增生的组织或结节压迫重要器官。

2. 局部软组织过度增生，如上唇、下唇肥大，鼻部软组织过度增生，影响呼吸，造成慢性缺氧，可以通过切除及修复手术改善症状。

3. 面颊部鲜红斑痣不仅会出现局部皮肤及软组织的增生，还会引起深部骨骼的过度生长，导致颧骨突出和上颌骨垂直伸长，导致咬合不齐，也可以考虑手术截骨及修整手术。

对于红斑分布面积较大、肥厚的鲜红斑痣，多次脉冲染料激光或光动力治疗效果不佳，可以考虑皮肤移植术。

8. 鲜红斑痣可以用文身覆盖吗

儿童患者一般不推荐使用。

首先，文身遮盖鲜红斑痣的方法有效期短，需要不断重复遮盖才能维持掩饰效果。

其次，文身本身只是一种暂时的遮盖方法，从长远治疗效果来说，不能预防疾病远期并发症。

再次，文身遮盖会出现远期并发症，比如遮盖部位出现色素沉着，多次文身继发血管性丘疹等。

另外，儿童人群对于治疗的需求较为迫切，而文身遮盖在儿童人群中缺乏应用经验。

最后，文身后色素颗粒嵌入皮肤，或者形成瘢痕，会导致皮下胶原的异常排列，不仅不能解决问题，还会影响脉冲染料激光或光动力治疗的效果。

9. 目前国内外指南推荐的鲜红斑痣治疗方法有哪些

目前国内外指南推荐的鲜红斑痣治疗方法，首选脉冲染料激光和光动力治疗。

脉冲染料激光的治疗原理是选择性光热作用，激光作用于血管内血红蛋白，将热量传递给畸形血管，破坏血管壁，从而达到治疗的目的。治疗时，应选择合适的激光波长，532~1 064nm 的激光都可以治疗鲜红斑痣，而光斑大小的选择和能量参数的设定，需要考虑红斑颜色、形态及个体差异。

每次激光治疗间隔4~6周为宜。脉冲染料激光（pulsed dye laser，PDL）是指南推荐的首选治疗方法。波长为532nm 的磷酸钛钾盐（potassium titanyl phosphate，KTP）激光也可以作为脉冲染料激光的替代或辅助治疗。532nm 激光穿透深度较浅，容易被黑色素吸收，应注意治疗后色素沉着或色素减退等不良反应。长脉宽1 064nm 激光和长脉宽 755nm 翠绿宝石激光穿透深度较深，一般用来治疗鲜红斑痣增生肥厚的皮损，因其穿透较深，需要警惕治疗后瘢痕的发生。

光动力疗法（photodynamic therapy，PDT）是一种新型治疗方法，临床经验和文献报道表明，该方法疗效好、安全性高。光动力治疗的原理是将光敏剂（如注射用海姆泊芬等）注入体内后，使其富集在异常血管内皮细胞中，利用 532nm 光源，激发光敏剂产生大量单线态氧，选择性破坏畸形的毛细血管网，从而达到治疗的目的。光动力治疗一般间隔 2~3 个月。术后需要注意避光、防晒。

10. 激光和光动力治疗红胎记的原理有什么不同

鲜红斑痣的治疗包括激光和光动力两种方法。

激光治疗包括脉冲染料激光、长脉冲激光等，主要作用机制为高能量的脉冲激光使血红蛋白吸收热量，传导至血管壁，造成毛细血管内皮细胞肿胀、收缩、凝固、坏死。激光适用于血管管径位于一定范围内的、面积较小的鲜红斑痣，对于血管位置太深、管径太细或太粗的，治疗效果不佳。

光动力疗法是将光敏剂通过静脉输入体内，使其聚集于畸形毛细血管的内皮细胞中，当光敏剂浓度到达高峰时，红斑处给予特定光源照射，周围正常皮肤被遮盖保护。光照可达到真皮浅中层畸形血管病变部位，光敏剂在照射后发生光化学反应，直接破坏畸形血管的管壁，达到精准靶向的治疗效果。正常部位和真皮深层未受到光照，光敏剂未发生反应，从而得到保护。光动力疗法单次治疗面积大，褪色均匀，适用于面积较大的鲜红斑痣。同时，光动力疗法也适用于激光治疗抵抗的鲜红斑痣。

11. 鲜红斑痣该如何选择治疗方法

激光和光动力治疗鲜红斑痣各具优势。

对于初次治疗、面积较小（直径<5cm）的鲜红斑痣，激光治疗有较好的疗效，花费较少。光动力治疗适用于多种类型的鲜红斑痣，尤其适合大面积的鲜红斑痣，红斑消退较均匀。

激光治疗没有年龄和部位的限制。国家药品监督管理局批准光动力治疗适用年龄为 14 岁以上。但是对于口唇、口腔等黏膜部位，胫骨前侧、四肢指节等部位，不建议进行光动力治疗（具体以面诊医生建议为准）。

激光和光动力治疗可以优势互补，对于激光治疗抵抗的鲜红斑痣，可以选择光动力治疗，大部分红斑仍能持续改善。光动力治疗大面积鲜红斑痣后遗留的小片、点状红斑，可以选择激光治疗进一步清除。

鲜红斑痣的激光治疗

1. 激光治疗鲜红斑痣的原理

激光治疗鲜红斑痣，是通过特定波长的激光选择性作用于血管中的血红蛋白，依据"选择性光热作用"原理，在畸形血管部位释放热量，对周围组织不产生显著吸热和放热作用，从而选择性地破坏畸形毛细血管，达到治疗目的。简而言之，激光在治疗鲜红斑痣时，仅作用于畸形血管，对正常的血管及周围组织损伤较小。

治疗鲜红斑痣的激光波长通常为 595nm 或 585nm，能够穿透大部分表皮和真皮组织，被血管中的血红蛋白和皮肤中的黑色素大量吸收，可以治疗皮肤血管性疾病和色素性疾病。

血管壁是半透明的，无法吸收某一特定波长的激光，只能借助红细胞中的血红蛋白吸收激光，精确"打击"畸形血管组织。血红蛋白吸收激光能量后，发生凝固，阻挡激光到达更深部的血管。因此，需要多次治疗（每次间隔 4~6 周）才能达到有效的治疗效果。

如图所示，570nm 波长的绿光可以使血红蛋白达到最大吸收量，为什么不是治疗鲜红斑痣经典的波长呢？

这一波段的激光穿透皮肤的能力比较差，很难达到真皮深层的血管，达不到充分治疗的目的，临床应用受到很大限制。

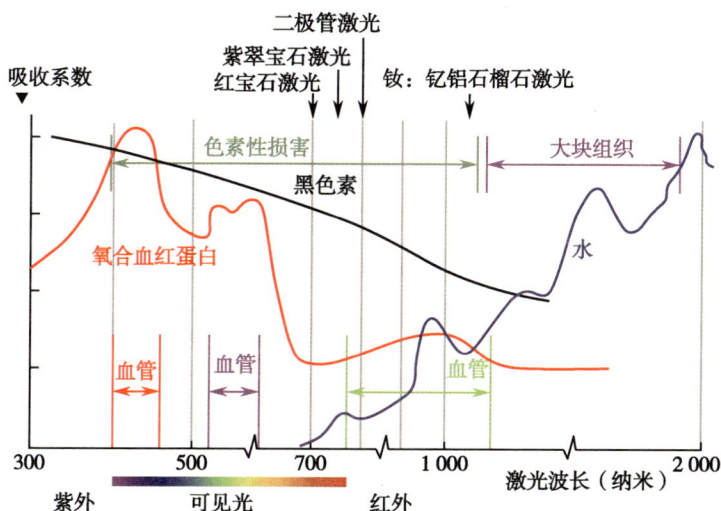

皮肤中的黑色素、血红蛋白和水对不同波长激光的吸收强度

595nm 波长的激光同样受到皮肤穿透能力的限制，对于某些增厚的鲜红斑痣，或真皮深层的畸形血管，需要选择 1 064nm 波长的激光进行治疗，才能达到有效的皮肤穿透深度。1 064nm 波长的激光除了被血红蛋白吸收以外，也会被皮肤中的水吸收，容易发生烫伤、瘢痕等不良反应。

因此，激光治疗鲜红斑痣，需要经验丰富的专科医生评估，权衡利弊之后选择合适波长的激光治疗。

2. 激光治疗对孩子有危害吗

激光治疗不会对孩子产生危害。

任何医学治疗都伴有相应的风险，激光治疗的安全性取决于激光波长、脉冲宽度、能量强度、光斑大小、表皮冷却时间、麻醉方法、孩子和家长的配合度、术后护理等多方面因素。

激光治疗后，红斑即刻由红变紫，呈现紫癜样反应，说明该部位血管已经充分被激光破坏。治疗后，治疗局部可能有灼痛感，周围出现轻微发红。紫癜在随后的 1~2 周内会逐渐淡化、消退，红斑颜色也会随之变淡。大多数情况下，激光治疗不会遗留瘢痕。治疗后如果没有注意皮肤护理，出现继发感染，可能增加瘢痕形成的风险。毛发部位的鲜红斑痣，经多次治疗后，可能出现毛发数量减少、肤色变浅、皮肤质地发生变化。

毛囊内和毛囊周围的色素也会竞争性吸收激光的能量，对于肤色相对较深的孩子，可能出现局部烫伤样反应、水疱、毛发脱落或稀疏，甚至增加瘢痕形成的风险等。

激光治疗鲜红斑痣，应从低能量开始循序渐进，尤其对于儿童人群，安全是医生考虑的首要因素，既要保证治疗效果，又要避免不良反应的发生。

3. 哪些激光可以治疗鲜红斑痣

治疗鲜红斑痣通常首选595nm波长的脉冲染料激光（pulsed dye laser，PDL），以及1064nm波长的掺钕钇铝石榴石激光（dymium-doped yttrium aluminium garnet laser，Nd：YAG激光）。

激光种类的选择，既取决于血红蛋白对该波长激光吸收的强度，也取决于激光穿透的深度。对于585nm的黄光，血红蛋白存在吸收峰，该波长的脉冲染料激光可以用于治疗鲜红斑痣，但其穿透皮肤的能力相对较差，穿透深度不足。目前，常用穿透深度更深的595nm染料激光进行治疗。

多种激光能够选择性地破坏真皮中的血管，穿透深度最深的激光为1064nm近红外光，该波段的激光既能被血红蛋白吸收，也能被黑色素和真皮中的水吸收，选择性破坏血管的能力相对较差，发生组织烫伤和形成瘢痕的风险相对偏高。因此，1064nm激光通常用于血管位置较深、皮损较厚的鲜红斑痣治疗。

4. 激光治疗鲜红斑痣有年龄限制吗

激光治疗鲜红斑痣并没有严格的年龄限制。

年龄越小，皮肤越薄嫩，激光穿透深度越深；同时，皮肤中的黑素细胞产生黑素越少，激光治疗中受黑素吸收的干扰越小，因此治疗年龄越小，治疗效果越好。

随着年龄增长，鲜红斑痣颜色会逐渐加深，从鲜红色变为紫红色，并且逐渐增厚，可能出现突起增生的结节，使激光穿透皮肤、到达靶血管的难度加大，治疗次数也会随之增加。成年后增生较为明显的部位，可能需要配合激光切割、电灼或手术治疗。

鲜红斑痣一般出生时即有，如果红斑面积较小，需要尽早选择激光治疗。国内外医疗机构推荐 1 月龄以上的婴儿即可接受激光治疗。

研究显示，鲜红斑痣越早治疗效果越好，1 岁以内接受激光治疗的，接近 1/3 可以达到基本痊愈；1 岁以上接受治疗的，基本痊愈率下降至不到 1/5。如果红斑面积较大，或者红斑处已经出现增生，需要考虑多种激光联合或者分次分区逐步治疗。

5. 不同部位、不同分型的鲜红斑痣激光治疗效果有差别吗

不同部位和不同分型的鲜红斑痣，激光治疗效果存在一定差异。

激光治疗效果与皮肤厚度及血管深度有关。面颈部鲜红斑痣的治疗总有效率优于四肢和躯干部位。面部边缘区域和

颈部鲜红斑痣的治疗总有效率，优于鼻周、唇周等面部正中区域。

激光治疗效果与鲜红斑痣的类型有关。无明显增生、颜色较浅的鲜红斑痣治疗效果较好；肥厚增生、紫红色的鲜红斑痣，治疗难度较大，治疗次数较多，难以完全消退，需要联合光动力及外科手术等其他方法。

6. 鲜红斑痣和黑胎记重叠时，是先治"黑"还是先治"红"

黑胎记是出生时或出生后一段时间内出现的黑色、青色或褐色的色素性病变，由黑素细胞先天异常发育所致。常见的黑胎记包括太田痣、蒙古斑、咖啡斑等，治疗方法以激光治疗为主。

鲜红斑痣相关综合征中，有一种特殊的疾病——色素血管性斑痣性错构瘤病，表现为红胎记（鲜红斑痣）和黑胎记同时出现，部分红色与青褐色皮损重叠。制订激光治疗方案，应先治疗黑胎记，后治疗红胎记。

常用于治疗红胎记的激光为波长 595nm 的染料激光，此波长的激光也可以被黑色素吸收。当红胎记与黑胎记重叠时，异常增多的黑色素会影响红胎记的治疗效果，应该优先选择治疗色素性病变，再进行血管性病变的治疗，可以最大程度地提高治疗疗效。

通俗来说，以"先黑后红"的次序选择治疗方案。

7. 激光治疗后怎么护理

激光治疗后，治疗区域即刻冷敷，延长冷敷时间，必要时外用糖皮质激素类软膏。如果患儿哭闹、拒绝冷敷，可以使用手持风扇散热；情绪平稳后，继续冷敷，可以有效缓解炎症反应、预防感染、水肿、水疱等不良反应的发生。

治疗部位出现水疱、大疱，需要及时就诊，抽吸疱液，并尽量保留完整的疱壁。如果不慎揉搓，出现疱壁脱落、糜烂、渗出、结痂，应使用生理盐水或康复新液湿敷，厚涂金霉素眼膏或湿润烧伤膏等药物，保证创面的湿性愈合。

同时，尽可能地避免抠抓，等待痂皮自然脱落。激光治疗区域需要严格防晒，前2周，只能使用物理防晒手段进行遮挡；2周后，如果治疗区域已经恢复正常，可以使用儿童专用的防晒霜，结合物理防晒，直至下一次治疗。

8. 鲜红斑痣激光治疗后会复发吗

面积较大、增厚甚至已经形成结节的鲜红斑痣，激光治疗效果有限，容易复发。

激光穿透皮肤的深度有限，当血管密度较大、直径较粗、位置较深时，随着激光能量的逐渐衰减，对较深部位的血管凝固作用有限，存在血管再通的可能。根据激光治疗的选择性光热作用原理，血管内的血红蛋白吸收激光能量，通过光热作用破坏畸形血管。这一过程造成的急性血管损伤，也会导致炎症因子的释放以及局部组织的缺氧，通过一系列复杂的分子机制，导致血管的代偿性再生，表现为鲜红斑痣的复发。

无论选择激光治疗或光动力治疗，鲜红斑痣都会有复发的风险。治疗后加强护理、规律复诊、按疗程治疗，可以最大程度地减少复发。

9. 激光治疗鲜红斑痣效果好吗

治疗鲜红斑痣的激光首选脉冲染料激光。

研究表明，脉冲染料激光治疗鲜红斑痣的有效率约为69.9%，基本痊愈率约为6.3%。不同年龄段的脉冲染料激光治疗效果也有差异。鲜红斑痣最佳治疗年龄段是0~1岁，1岁以内的激光治疗有效率高达93.9%。随着年龄增长，有效率显著下降；30岁以后，近一半的脉冲染料激光治疗无效；50岁以后，仅25%的治疗有效。建议尽早干预。

红斑面积较小的低龄患儿，脉冲染料激光的治疗效果具有明显优势。仪器操作要求高，治疗次数多，建议低龄患儿在儿童专科医疗机构进行治疗。

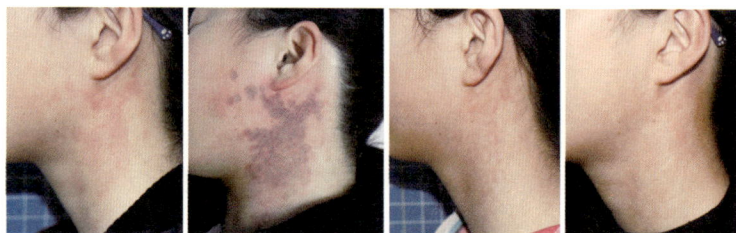

治疗前　　　　治疗即刻紫癜反应　　治疗1次后红斑变淡　　治疗2次后红斑
　　　　　　　　　　　　　　　　　（褪色不均匀）　　　　继续变淡

鲜红斑痣经2次激光治疗后的治疗效果

10. 激光治疗鲜红斑痣多久做一次，一般需要做几次

激光治疗鲜红斑痣，需要每隔 4～6 周做一次。疾病早期，可以尽可能增加治疗次数，缩短治疗间隔，可以获得更佳的治疗效果。由于表皮基底层含有更多的黑素细胞，黑素吸收更多激光能量后，往往需要更长的时间恢复，无法耐受更短的治疗间隔。因此提高治疗频率，治疗风险大于治疗收益。

大部分鲜红斑痣需要治疗 5～10 次以上，才能达到稳定的治疗效果。为尽可能获得较好的治疗效果，控制不良反应的发生，建议制订规律的、足疗程的治疗方案。治疗后，应严格进行物理防晒，如衣物遮挡等，减少紫外线影响，避免色素沉着。

11. 为什么激光治疗前期有效，后期效果甚微

鲜红斑痣红斑处，真皮内畸形血管的直径、深度及血流速度因人而异。脉冲染料激光治疗后，大部分红斑颜色及面积均能得到不同程度的改善；约 20% 的患儿可能出现治疗抵抗，或前期激光治疗有效，后期效果甚微。

脉冲染料激光连续治疗 5 次以上，后 2 次治疗没有明显改善的鲜红斑痣，称为"脉冲染料激光治疗抵抗型鲜红斑痣"。这类鲜红斑痣的畸形血管直径更大、位置更深、流速更快。对脉冲染料激光产生治疗抵抗后，可以选择光动力疗法进一步治疗。

划重点

光动力疗法是以血管壁为靶向，通过光化学作用，相对更准确地破坏畸形血管，弥补激光治疗的局限性。

鲜红斑痣的光动力治疗

1. 光动力治疗鲜红斑痣的原理

光动力是治疗鲜红斑痣的新方法，通过光源、光动力药物（光敏剂）和氧自由基发挥治疗作用。

光动力药物通过静脉注射输入体内，富集于红斑处毛细血管内皮细胞中，达到一定浓度时，给予特定波长的光（532nmLED 光）照射，光敏剂被激活产生单线态氧，迅速破坏血管内皮细胞，封闭畸形血管，达到治疗目的。畸形毛细血管上方的表皮没有血管分布，几乎不富集光敏剂；532nm 波长的光源难以穿透畸形毛细血管下方的真皮深层组织。因此，光动力疗法可以选择性（靶向性）治疗鲜红斑痣，安全性好，为鲜红斑痣提供了更好的治疗方法。

2. 光动力从什么时候开始用来治疗鲜红斑痣

20 世纪 70 年代以来，针对激光治疗鲜红斑痣开展了大量研究。1983 年，脉冲染料激光开始用于治疗鲜红斑痣，目前仍然是鲜红斑痣的一线治疗方法之一。但大部分红斑仍无法利用激光达到完全消退的效果，治愈率不到 20%。

　　20 世纪 90 年代，我国学者开始使用光动力治疗鲜红斑痣，取得了较好的临床疗效。2017 年，我国自主研发的第二代光敏剂（海姆泊芬）上市，大量研究表明，相比于脉冲染料激光，光动力疗法临床疗效更佳，成为当前重要的治疗方法之一。

3. 什么是第二代光敏剂

　　光敏剂作为光动力治疗的基本元素之一，可以选择性富集于靶细胞，经适当波长的光激发，发生光化学反应，破坏病灶组织。基于化学结构和作用机制，不断推动光敏剂的开发迭代更新。

　　血卟啉衍生物是光动力治疗使用的第一代光敏剂，主要用于肿瘤治疗。目前，光敏剂由第一代血卟啉衍生物等混合卟啉类，逐渐发展为成分单一、结构明确、光敏活性高的第二代光敏剂。国外临床应用的第二代光敏剂主要有苯卟啉衍生物单环酸 A、5- 氨基酮戊酸。国内临床应用的第二代光敏剂主要有血卟啉单甲醚、5- 氨基酮戊酸、竹红菌素、二氢卟啉衍生物、叶绿素衍生物等，其中用于治疗鲜红斑痣的第二代光敏剂海姆泊芬已经于 2017 年 3 月获得国家药品监督管理局批准，现已正式上市使用。

第二代光敏剂单线态氧和活性氧物质的产量更高，对特定波长的光有更好的吸收作用，使治疗更为高效。第二代光敏剂可以更加准确地聚集在目标组织或细胞，体内清除速度更快，减少对全身正常组织的影响。

4. 光敏剂对身体有危害吗

用于治疗鲜红斑痣的海姆泊芬是光动力治疗的第二代光敏剂，安全性高。和其他治疗方法一样，治疗后需要精心护理，以下是一些注意事项。

1. 光敏反应　静脉输注光敏剂海姆泊芬后，皮肤光敏感性增高。治疗后一段时间内（通常为术后 2 周），应避免阳光或强光的直接照射，以防出现光敏反应。

2. 局部反应　治疗区域可能会出现红肿、疼痛、瘙痒等，通常在治疗后几天内逐渐消退。治疗导致的炎症可能引起皮肤炎症后色素沉着，少数人可能出现局部结痂，如结痂处理不及时或不得当，容易遗留瘢痕。

3. 罕见不良反应　海姆泊芬光动力治疗后，可能出现罕见的不良反应，如荨麻疹等。

4. 长期影响　目前，暂未观察到海姆泊芬光动力治疗特定的长期影响。

5. 光动力治疗有辐射吗

大自然中只要是有温度的物体，包括人体，都在对外散发着能量，笼统来说都属于辐射。辐射可以分为非电离辐射和电离辐射。非电离辐射波长较长、能量不大，将能量转化为热量，基本不会影响人体健康，如电视、手机、吹风机、微波炉、无线网络等。对人体真正有危害的是电离辐射，能够改变物质的化学状态，并造成生物层面的损伤，如 X 射线等。

光动力治疗通过光源、光敏剂和氧自由基相互作用而达到治疗目的，光源传递能量，激活皮肤中的光敏剂，产生单线态氧，促使病灶组织中的细胞凋亡坏死。

光动力治疗使用的是 LED 设备，输出光源是 532nm 的可见绿光，辐射基本可以忽略不计。

6. 哪些鲜红斑痣适合光动力治疗

1. 大面积的鲜红斑痣　对于大面积鲜红斑痣，传统脉冲染料激光治疗往往效果不佳，治疗后消退颜色不均匀。光动力单次治疗面积可以达到 10cm×10cm，相对激光治疗，治疗后红斑颜色消退更均匀。

2. 各型鲜红斑痣　传统脉冲染料激光治疗鲜红斑痣，

对于过粗或过细的畸形血管疗效欠佳。光动力治疗为血管靶向治疗，对于不同粗细的畸形血管均有疗效。特别是对紫红型鲜红斑痣的治疗效果优于传统的脉冲染料激光。

　　3. 多次激光治疗效果不佳的鲜红斑痣　研究发现，脉冲染料激光治疗无效的鲜红斑痣，光动力治疗仍然是有效的。因此，光动力治疗可以作为脉冲染料激光治疗的补充。

7. 儿童鲜红斑痣光动力治疗的有效性和安全性如何

　　儿童鲜红斑痣海姆泊芬光动力治疗Ⅲ期临床试验，所纳入的患儿年龄均超过 14 岁。另有研究报道，1 岁以上儿童鲜红斑痣海姆泊芬光动力治疗具有良好的有效性及安全性。

　　对于大面积、增厚、紫红的鲜红斑痣，相较于传统脉冲染料激光，光动力治疗效果更佳，总治疗次数更少。光动力 2 次治疗总有效率高达 90% 以上；治疗后，皮损消退更加均匀。脉冲染料激光治疗无效的鲜红斑痣，光动力治疗仍然有效。

　　光动力治疗后，绝大多数患者会出现的治疗反应包括紫癜、水肿、疼痛、炎症后色素沉着或色素减退等，一般不会特别严重，谨遵医嘱，不需要特殊处理，多数可以自行恢复。

　　大量临床研究结果显示，光动力治疗鲜红斑痣是相对安全和有效的。

8. 光动力治疗一次可治疗多大面积的鲜红斑痣

　　光动力治疗通过光源、光敏剂和氧自由基相互作用，导致血管内皮细胞坏死凋亡，从而达到治疗目的。治疗使用的 LED 设备为平面式面板，其有效治疗面积为 10cm×10cm，该区域被完全和充分照射，才能够满足目标区域的治疗需要。而超出该区域的其他部位，照射能量会有不同程度的衰减，达不到满足治疗效果所需的能量，治疗效果会大打折扣。

　　对于红斑面积较小（即皮损长度、宽度均不超过 10cm）的鲜红斑痣，一台机器的光源照射面积足以达到治疗所需，使用一台设备进行照射即可。大面积鲜红斑痣（长度、宽度超过 10cm）要想一次治疗照射更大面积，需要增加辅助光源扩大照射面积，达到更大面积的治疗效果。

　　治疗面积与鲜红斑痣的发病部位也有关系，如果局部凹凸不平，如鼻部、下颌部等，可以影响单次治疗面积，具体需要看实际治疗皮损情况而定。

9. 光动力治疗前需要做什么检查

　　光动力治疗前需要进行血常规、肝肾功能、心电图等常规检查，医生还会根据患儿的实际情况，增加部分检查内容，排除可能出现的综合征。

海姆泊芬光动力治疗过程中，药物主要通过肝肾代谢，一部分通过粪便以原形药物排出。如果患儿肝肾功能异常，药物将不能正常代谢。术前接受肝肾功能检查可以很好地规避这一风险。光动力治疗本身并不会影响肝肾功能。

研究显示，海姆泊芬光动力治疗不会造成心脏功能异常。光动力治疗鲜红斑痣的过程中，多数患儿可能出现不同程度的疼痛。对于心脏功能明显异常的患儿，治疗过程中的疼痛可能诱发或加重心脏疾病。因此，治疗前接受心电图检查，排除心脏功能异常，尤为重要。

如果鲜红斑痣位于面部三叉神经第一支的分布范围（包括额部、颞部、头顶部头皮、眼周等），为了排除斯特奇－韦伯综合征，3月龄左右（或更早）进行眼底检查和测量眼压，排除有无青光眼；1岁左右（如出现神经系统症状需要更早）进行头颅磁共振或 CT 增强扫描，了解有无颅内血管畸形。

皮肤图像分析系统和皮肤镜检查，可以进一步了解红斑处的血管情况，对治疗前判断治疗效果和预后有一定帮助。

10. 光动力治疗当天需要做什么准备

与治疗相关的准备工作

1. 如果选择舒适化治疗（全身麻醉），需要根据麻醉的相关要求，配合禁食、禁饮。治疗前 8 小时不吃干性食物，前 6 小时不喝牛奶，前 4 小时不喝母乳，前 2 小时不喝水。

2. 如果选择非舒适化治疗，并且为低龄儿童，从治疗前一晚，直至光动力治疗开始，适当减少患儿的睡眠时间，称为"睡眠剥夺"，必要时可以口服水合氯醛等镇静剂，尽可能让患儿在治疗期间进入睡眠状态，提高治疗的配合度。

3. 治疗开始前，测量患儿体重，计算准确的光敏剂用量；对患儿的治疗区域进行拍照存档、皮肤镜检查等，完善治疗前的临床资料，便于后期对治疗效果进行评估。

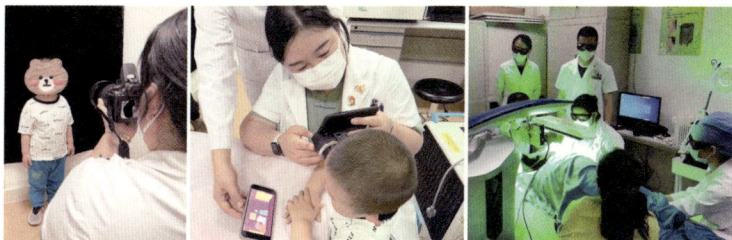

光动力治疗前的准备

与护理相关的准备工作

1. 避免强光 光动力治疗结束后，2 周内需要避免强光照射。光动力治疗当天，需要携带避光物品，包括墨镜、遮阳伞、遮阳帽、手套、袜子、长袖衣裤、防晒口罩等；婴幼儿可以用成人深色衣物或浴巾遮盖。

2. 减轻肿胀 光动力治疗后可能出现肿胀反应，适当的护理可以减缓，提高舒适度。建议在治疗前，备好冷敷用品（如冰袋、冷敷贴等），每次冷敷时间为 20 ~ 30 分钟，每天冷敷数次。如果使用冰袋冷敷，可以将冰块放入水袋中，或使用纱布、薄毛巾等包裹冰袋局部冷敷，切忌直接将冰袋置于治疗部位，以免引起局部冻伤。休息时可以适当抬高治疗部位，有助于肿胀的消退。

3. 衣物准备　治疗部位位于躯干或者四肢的患儿，建议穿着宽松透气的衣物，避免局部摩擦。如果选择非舒适化治疗，治疗过程中汗液容易浸湿衣物，建议准备纯棉吸汗的衣物，治疗后及时更换，减少着凉风险。

11. 光动力治疗鲜红斑痣的流程

1. 治疗前准备工作　进行海姆泊芬光动力治疗前，与医生预约确定治疗日期后，提前准备好治疗后防晒和冷敷物品。治疗当天，办理相关治疗手续，签署治疗知情同意书。治疗开始前，由工作人员采集红斑部位照片，做好信息登记。

2. 光动力治疗操作　测量体重，根据体重计算用药剂量。调试设备，确保设备正常运行。选择合适的静脉血管进行静脉留置针穿刺，以便治疗时输注海姆泊芬注射液。在治疗区域边缘处贴好胶布条，使用双层遮光布遮盖治疗区以外的正常皮肤，充分暴露治疗区域，尽量让治疗区域保持同一水平面。静脉输注海姆泊芬注射液，设定治疗参数，打开设备进行光动力治疗。

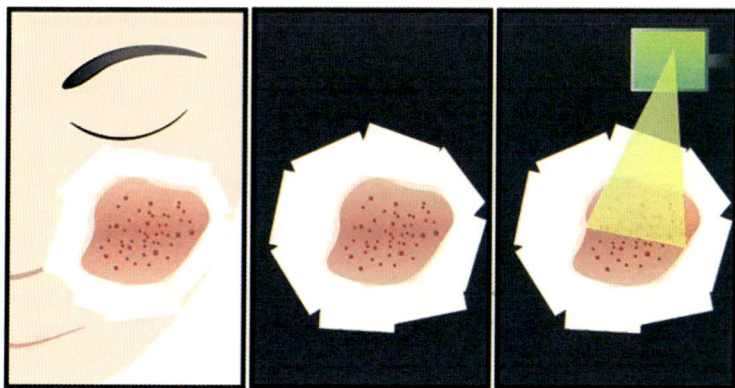

在光动力的治疗过程中，需要遮盖、保护治疗区域以外的正常皮肤，仅暴露红斑区域

3. 治疗结束后 即刻给予冰袋或医用面膜冷敷，每次冷敷时间为 20 分钟左右，一天数次。嘱咐患儿及家属注意治疗后可能出现的不良反应以及处理方法。

12. 光动力治疗后为什么要严格避光

注射用海姆泊芬（简称"海姆泊芬"）是一种以卟啉为基础的第二代光敏剂，在中国被批准用于鲜红斑痣的治疗。现有临床证据表明，海姆泊芬介导的血管靶向光动力治疗相比第一代光敏剂更为安全，可以在短时间内重复治疗。副作用通常由光剂量过高导致的光毒性引起，治疗后需要严格避光。

临床研究显示，海姆泊芬光动力治疗给药后 52 小时接受日光暴露的照射区域未出现任何异常症状或明显的皮肤反应迹象。为了避免出现光敏反应，建议患儿从治疗完即刻开始，一直到治疗后的 14 天，按照规定正确地进行避光。

光动力治疗后避光并不是指完全不能见光。日用白炽灯、节能灯、LED 灯等室内灯光，都不需要刻意躲避；浴霸灯、取暖灯、牙科诊所或手术台使用的强光灯等强光源，是需要避开的。但是短暂接受照射不会对身体和疗效造成影响，请不用过分担心。

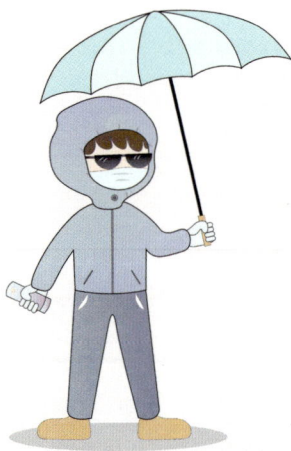

光动力治疗后应按规定进行正确避光，以免出现光敏反应

13. 光动力治疗后如何防晒

光动力治疗后皮肤比较敏感，容易出现过敏红肿等症状，同时皮肤也容易受到紫外线等损伤，因此光动力治疗后需要防晒 2~3 周。

光动力治疗使用的海姆泊芬半衰期较短（5.09±0.945 小时），避光时间可以缩短，对于良性血管疾病的治疗具有明显优势。尽管海姆泊芬的半衰期短，但光动力治疗后，周围组织损伤的修复需要一定的时间，治疗后 2 周内，避免阳光直射，保护皮肤，防止色素沉着。防晒建议如下。

1. 穿戴防晒衣物　选择紫外线防护系数（ultraviolet protection factor，UPF）高的衣物，阻挡阳光直接照射。

2. 佩戴防晒帽和太阳镜　帽子和太阳镜可以进一步减少眼睛和面部的阳光照射。

3. 使用防晒霜　选择广谱防晒（UVB 和 UVA）、SPF≥30 且 PA≥++ 的防晒霜，按照产品说明正确使用。涂抹足够量的防晒霜，确保覆盖皮肤。

4. 避免在阳光最强烈的时段（通常是上午 10 点~下午 4 点）进行户外活动。

5. 保持皮肤湿润　经常涂抹保湿霜，有助于缓解晒后灼热感和疼痛。

光动力治疗后恢复期出现任何不适或异常反应，请及时就医，按照建议进行恢复和防晒。

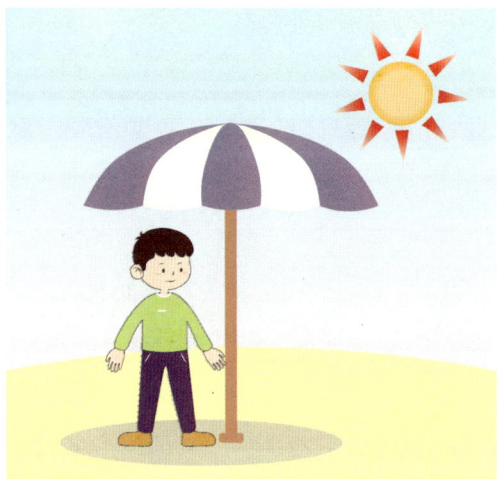
光动力治疗后需要加强防晒措施

14. 光动力治疗后可能出现哪些反应

光动力治疗后的反应存在个体差异，包括以下几种。

1. 局部疼痛和不适，尤其在治疗区域，通常治疗后几小时或几天内逐渐减轻。

2. 红斑和水肿，通常在治疗后几小时内消失。

3. 轻微色素沉着，通常是短暂的，治疗后几周内消退。

4. 轻微瘙痒或灼热感，通常在治疗后几天内逐渐减轻。

对于以上常见反应，不用过度担心，可以在医生的指导下，通过正确的护理恢复正常。极少数出现过敏反应，如瘙痒性皮疹、严重肿胀等，需要立即评估是否与光动力治疗有关，必要时暂停治疗，对症处理。由于护理不当可能出现瘢痕，需要按照瘢痕诊疗常规进行处理。

15. 治疗后的肿胀如何缓解

海姆泊芬光动力治疗后会出现不同程度的局部组织肿胀，是常见的治疗后反应，也是治疗后最早出现的反应。临床统计数据显示，75% 的患者当天即出现水肿，皮肤软组织的厚度不同，水肿程度也不同。如鼻部、颧部等软组织薄弱的部位，治疗后出现的水肿都是轻度的，面颊部等软组织丰富的部位水肿较为明显。

水肿反应属于光动力后正常的治疗反应，不用过度紧张，可以给予对症处理，最常用的方法为局部冷敷，可以缓解水肿反应，多数可在 3~5 天减轻或消退。单侧面部治疗后，可能出现对侧未治疗部位的水肿，不用过于担心，增加冷敷次数即可缓解。冷敷时注意每次不超过 20 分钟，间断冷敷为宜，以免出现冻伤等不良后果。

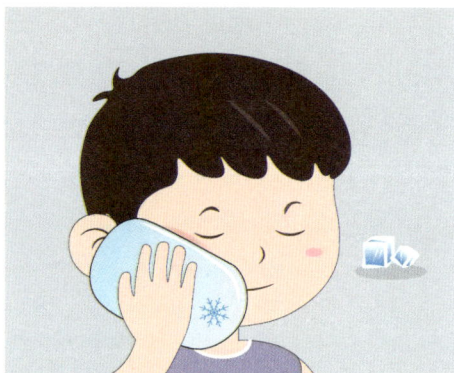

光动力治疗后及时、频繁冷敷，可以缓解局部组织肿胀

16. 治疗后仍然疼痛正常吗

疼痛是海姆泊芬光动力治疗过程中及治疗后常见的不良反应。疼痛的程度与年龄、治疗参数、病灶部位、病变面积等因素相关。海姆泊芬光动力治疗的疼痛机制尚不明确。治疗过程中可以达到疼痛峰值，治疗后疼痛程度有所减轻，但由于治疗部位的炎症反应，疼痛仍会持续 24～48 小时，甚至更长时间。临床常用视觉模拟量表（visual analogue scale，VAS）、数字分级评分等进行疼痛评估。同时，使用一些方法缓解疼痛，如外敷麻药、局部降温、口服镇痛药、全身麻醉等。

请您用"×"标出您的感受

完全无痛（0分）　　　　　　　　　　　疼痛到极点（10分）

VAS：患儿根据自觉症状对疼痛情况进行评分

光动力治疗中，根据 VAS 进行评估，如疼痛为 1~3 分，给予冷风或冷敷；如疼痛为 4~6 分，给予口服或肛内解热镇痛药物；如疼痛超过 7 分，联系麻醉科医生，酌情给予咪达唑仑、地佐辛等镇静镇痛药物，或给予镇痛泵等。

光动力治疗后，疼痛多在 3~6 分，可以使用冷喷或冷敷来降低皮肤温度缓解疼痛。如疼痛持续难忍，可适当口服镇痛药物。常用的口服镇痛药包括非甾体抗炎药和中枢镇痛药。

17. 光动力治疗后瘙痒非常严重怎么办

光动力治疗后局部皮损轻度瘙痒为治疗后的正常反应。大多数人在治疗初期会感到瘙痒，尤其是儿童。

治疗前，建议皮损部位规律涂抹润肤剂，修复皮肤屏障，使皮损部位皮肤处于最佳状态。

治疗时，可使用冷风来缓解瘙痒不适。

治疗后，瘙痒的持续时间因人而异，可以采用持续冷敷和治疗区冷风缓解瘙痒。治疗后切忌用手搔抓。局部大面积皮损出现瘙痒并且难以忍受时，可能为光动力治疗后炎性反应过重或术后护理不当所致，可以酌情外用糖皮质激素，口服抗组胺药物，必要时短时间服用小剂量糖皮质激素控制炎症，缓解症状，视病情需要可以静脉给予药物治疗。

18. 光动力治疗后出现水疱怎么办

海姆泊芬光动力治疗过程中出现水疱的情况比较少见。如果水疱较小，可以暂时不予处理；如果水疱较大，可以用无菌注射器抽吸疱液、涂抹外用药物等方法处理，具体需要注意以下几点。

1. **局部消毒**　可以使用碘伏对水疱进行消毒，减少并预防感染发生。

2. **加强护理**　注意保持局部皮肤的清洁、干燥，避免沾水，防止感染。

3. **注意观察**　如果水疱较小，可以暂时不处理，待其自然消退，注意观察其是否破溃、出现渗液等异常情况。如果水疱较大，建议使用无菌针头刺破水疱放出疱液或抽吸疱液。当水疱出现破溃、糜烂、渗液时，需要在医生指导下，使用莫匹罗星软膏等抗生素软膏进行治疗。

4. **其他**　如果患儿自身属于过敏体质，或者对光敏感，在进行第一次光动力治疗后，可能发生过敏反应，皮肤出现水疱。需要及时就医，遵医嘱进行抗过敏治疗。

19. 光动力治疗后出现结痂怎么办

海姆泊芬光动力治疗后部分患儿会出现结痂，如红斑处有湿疹等皮损，皮肤屏障功能较差，或者治疗后冷敷不到位，容易出现结痂甚至结厚痂，这种情况需要在医生的指导下进行对症处理。

对于未感染，并且不伴有渗出的结痂，可使用 0.9% 氯化钠溶液冲洗后，涂抹红霉素软膏或金霉素软膏，促进痂皮的湿性愈合。对于未感染并且伴有渗出的厚痂，可以先进行局部湿敷，湿敷的溶液可以是硼酸溶液、康复新液等，也可用聚维酮碘与生理盐水 1∶20 混合，或选择一些新型敷料，如水胶体敷料等，湿敷后再涂抹红霉素软膏或金霉素软膏。

合并感染或疑似感染时，及时就医，对症处理，必要时口服抗生素。

值得注意的是，痂皮一定要等待其自然脱落，抠除痂皮或痂皮延迟脱落都容易遗留下凹陷瘢痕和炎症后红斑。

20. 光动力治疗会留疤吗

一般情况下，治疗部位出现薄痂，痂皮自行脱落后通常不会留下瘢痕；但是如果治疗部位出现厚痂，痂表面是干燥的，基底部是凹陷的，痂下可能有渗出和感染，如未及时正确处理，容易出现结痂后的炎症反应或瘢痕。瘢痕体质的患儿在痂皮脱落后容易形成增生性瘢痕。因此，治疗前一定要详细询问家族史，治疗后加强护理，避免瘢痕的发生。

对光动力治疗的敏感性存在个体差异，首次治疗的患儿，选择治疗剂量需要保持谨慎。同时，治疗后的护理也非常重要。

21. 光动力治疗后反应越大、效果越好吗

光动力治疗后，局部可能发生或轻或重的治疗反应，尤其首次治疗后，反应重的患儿，可能出现全脸肿胀，眼睛睁不开，皮肤颜色发紫、发暗，甚至出现水疱、结痂。反应轻的患儿，可能仅出现轻度肿胀不适，但家长们担心治疗反应轻，会不会治疗不够充分。

其实，光动力治疗反应与很多因素有关，反应程度与疗效没有必然联系，并不是所谓的"治疗反应越大、治疗效果越好"。每次光动力治疗前，应当全面考虑患者年龄、红斑部位、红斑面积大小、血管密度和深度等多种因素，制订最佳治疗方案。

不同患儿治疗后的反应也会有所差异。通常来说，年龄较小、红斑面积较小、皮肤较薄的患儿，选择治疗参数时会相对保守，治疗反应偏轻。在安全范围内，治疗参数上调，治疗反应增大，可能会有更多的治疗获益。具体请以医生的建议为准。

22. 光动力治疗后可以正常洗澡吗

光动力治疗后，治疗区域的皮肤会出现治疗后反应，如红斑、肿胀、紫癜、疼痛、瘙痒等。家长们常因为治疗区域皮肤的异常与不适，不敢给孩子洗澡。其实大可不必，因为光动力治疗后反应只局限于治疗区域，非治疗区域完全可以正常洗澡！适度清洁会增加孩子的舒适感，减缓光动力治疗带来的不适和疲惫。

在洗澡过程中应注意以下几点。

1. 洗澡时要避开治疗区域，治疗区域需要用生理盐水单独清洗。

2. 洗澡的水温不要过高，夏季水温控制在 32 ~ 35℃，冬季水温控制在 35 ~ 37℃。水温过高会使皮肤血管扩张，加剧治疗区域的疼痛不适。

3. 如果治疗区域的皮肤出现破溃或结痂等特殊情况，洗澡前后要小心护理，局部可使用生理盐水、碘伏等医用溶液进行清洁或湿敷，根据医嘱外用抗生素药膏，避免细菌感染造成皮肤愈合延迟、遗留瘢痕。

4. 治疗后反应一般会持续 2 周左右，治疗区域皮肤恢复正常后，就可以进行正常清洁和护理。

23. 光动力治疗后需要忌口吗

家长们常常会问，光动力治疗后除了防晒，饮食上需要忌口吗？

1. 可以居家进行术后避光的患儿，正常饮食即可，不需要特殊忌口。

2. 需要在避光期内外出上学的患儿，避免大量食用光敏性食物，包括灰菜、紫云英、雪菜、莴苣、茴香、苋菜、荠菜、芹菜、萝卜叶、菠菜、荞麦、香菜、油菜、芥菜等带有特殊香味的蔬菜；无花果、柑橘、柠檬、芒果、菠萝等热带水果；大虾、螃蟹、花蛤、青蛤等海鲜。

3. 光敏性药物也需要注意，如四环素、磺胺类药物、吩噻嗪、磺脲类降血糖药、噻嗪类利尿药、喹诺酮类药物、维 A 酸类药物和灰黄霉素等。

如果吃了光敏性食物或药物，皮肤光敏感性增加，外出时一定做好阳光及强光的防护，避免发生光敏反应。

24. 光动力治疗前后多久可以打疫苗

疫苗种类繁多，有的是灭活或减毒疫苗，有的是重组 DNA 或 RNA 疫苗，因而可能引起的不良反应也不同。由于大部分疫苗的接种群体是儿童，因此红胎记患儿的家长特别关心光动力治疗前后多久可以打疫苗。

疫苗注射和光动力治疗不可以同时进行，以免出现分辨不清或无法判断的不良反应。疫苗接种反应一般在 1~2 天内出现，大多是短暂而轻微的，如注射部位红肿疼痛，很快会自行缓解。部分患儿可能会出现全身皮疹，伴低中度发热，甚至出现头痛、头晕、寒战、恶心、乏力等不适症状，对症处理后，多数可以在 1 周左右恢复。疫苗接种后观察 1 周左右，如果没有出现上述不良反应，可以进行光动力治疗。疫苗接种后出现不良反应，需要等待不良反应消除后，再进行光动力治疗。光动力治疗后，建议 2 周严格避光期结束后，再接种疫苗。

25. 光动力治疗后多久可以正常上学

光动力治疗后，治疗区域可能会出现疼痛、肿胀等反应。位于面部的红胎记，治疗后可能出现眼周肿胀，导致眼睛睁不开，治疗区域周围可能也会肿起来。严重肿胀期间，患儿的日常生活不方便，需要有人照料。位于四肢的红胎记，治疗后可能出现严重的肢体肿胀，需要平卧，抬高肢体，促进肿胀消退。肿胀期（约 1 周左右）建议患儿居家休息。1 周后可以外出上学，但是上学途中一定做好全身避光防护，不建议坐在教室靠窗、向阳的位置，避免阳光直射。

光动力治疗后，在为期 2 周的严格避光期内，患儿可以在室内进行舒缓的运动，如散步等。强度较大的运动容易引起充血，加重治疗区域的痛感。剧烈运动后，全身大量出汗，出现结痂的患儿可能增加皮肤感染的风险。

26. 光动力治疗后多久可以化妆

红胎记多长在面部，适当的化妆是很好的遮盖方法，具有美容效果。

光动力治疗后，局部皮肤处于相对敏感的状态，恢复期内应当尽量减少对皮肤的刺激，尤其在治疗后 1 周内的肿胀期，需要进行冷敷；使用保湿或修复类药品，帮助皮肤消肿和修复；注意防晒，应当以物理防晒为主。2 周后根据皮肤恢复情况，再考虑是否可以化妆，建议先涂抹温和的保湿产品，再进行化妆遮盖；选择温和无刺激的卸妆产品，手法轻柔，避免破坏皮肤屏障。

出现破溃、结痂的创面，在脱痂前不可以使用彩妆。成分复杂的化妆品，可能造成炎症反应，出现红斑、瘙痒、脱屑等不适症状；卸妆时揉搓皮肤，可能干扰正常脱痂过程。

27. 光动力治疗后如果感冒，用药有什么需要注意的吗

光动力治疗后，在为期 2 周的严格避光期内，如因感冒等疾病需要用药时，需要注意避免使用光敏性药物，如磺胺类的复方磺胺甲噁唑片、四环素类的四环素片、喹诺酮类的盐酸左氧氟沙星片等抗菌药物，苯海拉明、氯苯那敏、氯雷他定等抗过敏药物，以及伏立康唑、灰黄霉素等抗真菌药物。除此之外，布洛芬、双氯芬酸钠等非甾体类抗炎药，氢氯噻嗪、呋塞米等利尿剂，抗疟药，降血糖药，氯丙嗪等抗抑郁药和抗精神病药，以及多种中成药也应避免使用。

如因疾病需要，必须使用以上光敏性药物时，应更加注意避光，必要时需要延长避光期。另外，可以通过缩短用药时间、减少药物剂量以及晚间睡前应用药物来减少光敏反应的发生。

28. 光动力治疗鲜红斑痣效果好吗

光动力疗法采用 532nm 波长的光源，与静脉输入人体、富集于畸形血管内皮细胞的光敏剂发生化学反应，产生大量的单线态氧，通过光化学作用靶向破坏畸形血管。在最新的血管瘤与脉管畸形诊疗指南中，光动力疗法已被认证为靶向性强、疗效好、安全性佳，且无热损伤的治疗新技

术。目前研究结果显示，一次光动力治疗的治愈率就可以达到 11.2%，两次治疗的治愈率达到 28.1%，总有效率达到 97.4%。难治疗的增厚型鲜红斑痣，光动力治疗的总有效率也达到 96.2%。另外，光动力疗法可对较大面积的鲜红斑痣进行单次整体治疗，最终达到较为均匀的清除效果。

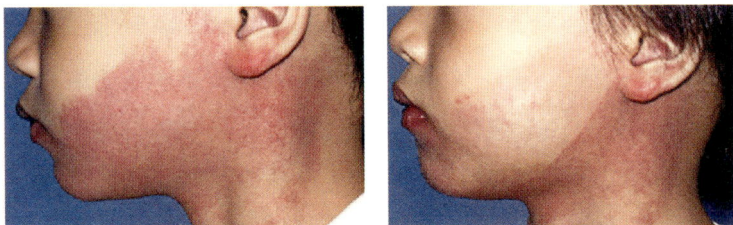

鲜红斑痣经光动力部分治疗 1 次后的治疗效果

29. 光动力治疗鲜红斑痣一般需要几次

鲜红斑痣光动力治疗需要的次数受很多因素影响，如病灶部位、红斑面积、初次治疗年龄、治疗经历和治疗反应等。如初次治疗年龄偏小、红斑面积较小，红斑治疗部位在面部周边或者颈部，治疗效果较好，治疗次数也相对较少；如初次治疗年龄较大，红斑面积较大或有所增厚，甚至合并相关综合征时，治疗效果较差，治疗次数也会更多。一个疗程需要 3～5 次治疗，大部分患儿经过 1～2 个疗程后可达到基本满意的治疗效果。

　　建议家长们鼓励患儿坚持治疗到红斑基本消退或不再改善为止。完成 2 个疗程后，红斑恢复仍不理想，可以考虑更换其他治疗方案。

30. 光动力治疗鲜红斑痣多久治疗一次

　　光动力治疗的间隔时间一般为 2 ~ 3 个月。如果间隔过短，前一次的治疗反应还没有完全恢复，色素沉着等治疗后反应会影响下一次的疗效。如果间隔过长，可能出现血管再通或再生，影响整体疗效。建议学龄期患儿尽量规律治疗，肿胀消退后可以上学，不影响正常上课，在校时不要坐在窗边或者向阳面，外出时做好避光防护，减少户外活动时间。当治疗面积较大、治疗后反应较重时，需要居家休养，如确实和上学时间冲突，也可以选择在寒、暑假进行治疗。

31. 光动力治疗后多久可以看到效果

　　由于鲜红斑痣的分型、部位、初次治疗年龄、既往治疗情况等存在差异，光动力治疗后疗效出现的时间也因人而异。

　　光动力治疗后，破坏的畸形血管被吸收需要一定的时间。大多数患儿在光动力治疗 1 个月后，开始显现出治疗效果，2~3 个月后可以看到比较明显的改善，部分患儿在治疗半年后，红斑仍会持续减退。治疗后 1 个月内，建议家长耐心等待，仔细护理，做好避光和防晒，1 个月后再根据红斑消退情况，评估本次治疗效果，2~3 个月后再次进行评估，决定是否需要继续治疗。

32. 治疗一次效果不明显，还要坚持治疗吗

光动力治疗是目前鲜红斑痣有效的治疗方法之一。

海姆泊芬光动力治疗鲜红斑痣的临床Ⅲ期研究总体疗效分析结果显示，一次光动力治疗总有效率为 89.7%，少数患儿治疗效果不明显。不同部位和类型的鲜红斑痣，首次治疗效果存在差异。对于面颈部的红型鲜红斑痣，大部分患儿治疗一次就可以看到比较明显的效果。紫红型、增厚型的鲜红斑痣，在首次甚至前 3 次治疗后，红斑消退可能不明显，主要的治疗反应表现为增厚处皮肤变薄。通常需要 3~5 次治疗后，红斑才会有明显的改善。

建议根据患儿的红斑情况，先进行 3~5 次治疗，后通过皮肤镜检测等方法客观对比治疗前后的效果，综合性评估疗效和后续的治疗方案。治疗次数和疗效因人而异，不建议参照其他患儿的治疗情况。

33. 哪些因素可以影响光动力治疗的疗效

鲜红斑痣的治疗年龄、红斑分型、病变部位等都是影响光动力疗效的因素。

1. **年龄**　通常认为年龄越小，治疗效果越好。年龄小的患儿皮肤薄嫩，光源穿透率高，病变的血管相对细浅。

2. **红斑分型**　鲜红斑痣通常分为粉红型、紫红型、增厚型。血管的数量和厚度情况依次为红型<紫红型<增厚型。血管数量偏少、分布较浅的鲜红斑痣治疗效果最好，相对应的疗效情况依次为红型>紫红型>增厚型。

3. **红斑部位**　鲜红斑痣的治疗效果与红斑的部位也有相关性，治疗效果依次为颈部 > 面外周部 > 面中部>四肢部位>手足部位。

34. 眼皮上的鲜红斑痣可以做光动力治疗吗

眼皮上的鲜红斑痣首先需要与鲑鱼斑进行鉴别。

鲑鱼斑是指发生在后枕部、额中部、眼睑等特殊部位的先天性红色斑片，随着年龄的增长，红斑有自然淡化的趋势。如果临床确诊为鲑鱼斑，婴儿期建议以观察为主，如果持续 1 年以上没有淡化迹象，可以考虑进行治疗。眼皮上的鲜红斑痣，由于面积较小，建议首选激光治疗。如果激光治疗数次后效果欠佳，或者是大面积鲜红斑痣累及眼皮，可以进行光动力治疗。

眼皮为特殊部位，治疗过程中容易出现遮光不严、照光部位难固定等配合度差的情况，推荐在全身麻醉下进行光动力治疗，医生也会在治疗过程中进行适当的参数调整，同时使用眼内眼罩保护，避免伤害眼睛。

35. 光动力治疗毛发里的鲜红斑痣后，会影响毛发生长吗

研究表明，毛发部位的鲜红斑痣经光动力治疗后，不会影响毛发生长。

光动力治疗将光敏剂通过静脉输注入体内，精准、靶向破坏畸形血管的管壁，达到治疗效果。毛囊细胞周围的血管非常少，富集的光敏剂也非常少，因此光动力治疗不会破坏毛囊、影响毛发生长，眉毛、头发部位的鲜红斑痣可以选择光动力治疗。

36. 光动力治疗后会复发吗

光动力治疗将光敏剂静脉输注入人体，聚集于血管内皮

细胞中，对红斑部位进行特定波长的光照，光源穿透到病变血管处，光敏剂吸收能量并产生强烈的光化学反应，导致血管内皮细胞坏死、凋亡，血管结构被破坏。相较于激光"堵住"血管，光动力治疗直接"破坏"血管，对于不同粗细管径的血管均有效。扩张畸形的毛细血管网，经光动力治疗被破坏后，难以修复再生。激光治疗后复发的患儿，选择光动力继续治疗，大部分可以获得满意的治疗效果。目前没有明确的研究表明光动力治疗鲜红斑痣后不会复发，在治疗后要注意观察皮损情况，如果出现红斑复色，需要继续进行检查和治疗。

37. 什么是舒适化光动力治疗

舒适化诊疗指让患儿在安全及舒适的状态下进行医学检查和治疗，是在保障医疗安全的基础上，追求医疗的舒适化和人性化。提到舒适化诊疗，就不得不提到麻醉科，麻醉科是实现舒适化医疗服务的主导学科，无痛诊疗是舒适化医疗的前提和核心。凡是会引起患儿不适的检查和治疗，只要在保障安全的前提下，都可以通过有经验的专业麻醉医生实施无痛技术，从而有效缓解患儿在接受有创性检查或治疗时出现的疼痛、焦虑、恐惧等不良感受，极大地改善患儿的就医体验。

随着麻醉学科的蓬勃发展，无痛胃肠镜、无痛人流、无痛分娩、无痛支气管镜、无痛膀胱镜，甚至精神科的改良电休克治疗等，都离不开麻醉科的支持。

几乎所有患儿在光动力治疗过程中都会出现比较明显的疼痛，儿童身心未发育成熟，合作性差，对未知操作较为恐惧，很难沟通配合，而治疗过程中又要求患儿相对制动，因此舒适化光动力治疗必不可少。

舒适化光动力治疗有以下优点。

1. **完成率高**　在全身麻醉过程中，患儿呼吸心跳平稳，可以顺利完成治疗。

2. **舒适度高**　基本上"睡一觉就做完了"。

当然，舒适化光动力治疗也有缺点，如治疗前需要去麻醉科进行评估，必要时要完善相关检查。部分患儿可能存在围麻醉期用药过敏、误吸等风险。诊疗结束后，极少部分患儿可能出现恶心呕吐、麻醉苏醒期躁动等不良反应。

麻醉前，由专业的麻醉医师进行评估，最大程度保障患儿安全。

38. 全麻下光动力治疗前需要做哪些准备

在麻醉门诊完成麻醉前评估后，按预约时间入院。

为了避免全身麻醉引起的反流误吸等并发症，术前需要禁食禁饮，即术前禁水 2 小时（总量<5mL/kg），禁母乳 4

小时，禁配方奶、牛奶、稀饭等 6 小时，禁高脂肪和肉类 8 小时。术前一天三餐为清淡易消化饮食。

当天第一个接受治疗的患儿，睡前如有饥饿感，可进食清淡软食，以面条、粥、面包、藕粉、芝麻糊为主，不宜进食过多，零点后禁食。

如患儿有吃夜奶的习惯，凌晨两点后禁止喂养配方奶，凌晨四点后禁止喂养母乳。如患儿有夜间喝水的习惯，凌晨六点前可饮用一次清水或糖水，总量不超过 5mL/kg。

如果治疗前出现感冒、咳嗽、胃肠道炎症的患儿，待病情痊愈后再预约全麻下光动力治疗。

全身麻醉下光动力治疗前的禁食要求

禁食时间 / 小时	禁食种类	举例
≥2	清饮料	水、无渣果汁
≥4	母乳	母乳
≥6	碳水化合物	牛奶、馒头、米饭
≥8	普食	高脂肪、肉、蛋等

39. 全身麻醉下光动力治疗对孩子智力有影响吗

关于麻醉剂和镇静剂对婴幼儿大脑发育的潜在影响，临床研究结果显示，对于发育期大脑（年龄<3 岁）、长时间（手术时间>3 小时）、多次麻醉暴露（暴露次数>3 次）的患儿，智力并未受到影响。但一项研究提示，患儿加工信息的速度和精细运动能力可能降低。所以，美国食品药品管理局发布的儿童麻醉警告提到，3 岁以下婴幼儿或第三孕期（妊娠第 8 ~ 10 孕月，即妊娠晚期）孕妇接受手术或医疗操作期间，重复或长时间使用全身麻醉药或镇静药，可能影响儿童的脑发育。

舒适化光动力治疗单次时间一般在 1 小时之内，家长们无须过多担心麻醉药物的影响。鲜红斑痣本身对患儿的心理影响较大，应该首要关注需要及时治疗的原发疾病。

40. 全身麻醉下光动力治疗有次数限制吗

大部分鲜红斑痣需要多次进行光动力治疗，才能达到较为满意的治疗效果，因此有家长担心，反复的全身麻醉是否会出现问题？

最新研究表明，因严重先天性心脏病，多次接受矫正手术的患儿，累积的挥发性麻醉剂并未造成神经发育迟缓。目前，尚无治疗指南明确提出全身麻醉下光动力治疗有次数限制。全身麻醉下光动力治疗，麻醉时间较短，绝大多数在 1 小时之内便可完成治疗；光动力治疗疼痛感较轻，所需麻醉深度较浅。

综合以上考虑，可以根据鲜红斑痣的病情需要，多次、规律地进行全身麻醉下光动力治疗。

52 检